JN050508

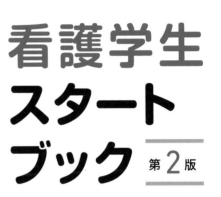

看護学生
スタート
ブック 第2版

藤井 徹也

豊橋創造大学保健医療学部・教授

医学書院

看護学生スタートブック

発　行　2017 年　2 月　1 日　　第 1 版第 1 刷
　　　　2021 年　2 月 15 日　　第 1 版第 5 刷
　　　　2021 年 10 月 15 日　　第 2 版第 1 刷©
　　　　2023 年　2 月　1 日　　第 2 版第 2 刷

著　者　藤井徹也
　　　　ふじ　い　てつ　や

発行者　株式会社　医学書院
　　　　代表取締役　金原　俊
　　　　〒113-8719　東京都文京区本郷 1-28-23
　　　　電話　03-3817-5600（社内案内）

印刷・製本　三美印刷

本書の複製権・翻訳権・上映権・譲渡権・貸与権・公衆送信権（送信可能化権を含む）は株式会社医学書院が保有します。

ISBN978-4-260-04804-0

本書を無断で複製する行為（複写，スキャン，デジタルデータ化など）は，「私的使用のための複製」など著作権法上の限られた例外を除き禁じられています．大学，病院，診療所，企業などにおいて，業務上使用する目的（診療，研究活動を含む）で上記の行為を行うことは，その使用範囲が内部的であっても，私的使用には該当せず，違法です．また私的使用に該当する場合であっても，代行業者等の第三者に依頼して上記の行為を行うことは違法となります．

JCOPY 〈出版者著作権管理機構　委託出版物〉
本書の無断複製は著作権法上での例外を除き禁じられています．複製される場合は，そのつど事前に，出版者著作権管理機構（電話 03-5244-5088，FAX 03-5244-5089，info@jcopy.or.jp）の許諾を得てください．

はじめに

　看護職をめざすみなさんが，これから始まる学生生活に必要な情報や勉強の仕方を効果的に学ぶことができる参考書として，1冊にまとめました。第2版では，新型コロナウイルス感染症（COVID-19）の流行によるリモート授業や臨地実習の対応に関する内容，授業中のノートの取り方，文献の示し方などを追加しました。また，学生のみなさんが記入するページについては，医学書院のWebサイトからシートをダウンロードできるようにしました。

　看護職は患者さんの生命をあずかる専門職です。その職務を果たすには，専門的な知識を修得し，その知識を活かして考え，適切に実践する能力を身につけることが必要です。また，看護職となるには国家試験に合格しなくてはなりませんが，国家試験に合格するためには，日頃の授業を通して専門的な学びを確実に自分のものとすることが大切です。学生生活の限られた時間の中で，効果的に学修や準備をする基礎的な技法を，本書では紹介しています。

　本書は，学校生活の流れに合わせた7つの章で構成されています。

　第1章「新生活スタート！」では，高校までの学習と異なる点，看護師になるために必要となる能力，マナーなどを紹介しています。続く第2～6章では，スタディ・スキルといわれる，勉強の基本的な技術や考え方をまとめています。

　第2章「授業が始まったら」では，講義の受け方やノートの取り方について

　第3章「資料の集め方・読み方」では，自分で学びを深めるための情報収集のコツ

　第4章「レポートはこれで書ける！」では，ステップを踏んだレポート作成の方法

　第5章「定期試験が始まった！」では，試験前の復習やセルフトレーニングの方法など

　第6章「臨地実習で慌てないために」では，看護学生にとって重要な，臨地実習の内容と，実習に必要となる能力について解説しています。

　終章「充実した学生生活を送るために」では，卒業後の進路，将来の働き方を視野に入れた目標の立て方や，臨床で活用できる知識などを紹介しています。

　内容を章ごとにできるだけ完結させ，関連する内容には参照ページを示しています。1冊を通して読むだけでなく，それぞれの時期に合わせ，必要な項目を抜き出して読むという使い方も効果的です。また，本書の掲載内容は，他の学年でも活用できます。

　みなさんが，学修のための基礎的な技法を本書で学び，患者さんやその家族が必要とするケアを確実に，そして適切に実践できる能力を身につけることができるよう願っています。最後に，本書第2版の発刊にご尽力いただきました医学書院の材津遼氏，北原拓也氏に心より感謝いたします。

2021年9月　　　　　　　　　　　　　　　　　　　藤井徹也

目次

装丁・デザイン hotz design inc.

Web 付録について

付録として，5，6，10，20，98，99，101 ページのシートを弊社 web サイトにて PDF ファイルでご利用いただけます。下記 URL からアクセスしてください。
ダウンロードのための ID，PASS は下記のとおりです。

URL https://www.igaku-shoin.co.jp/prd/04804/
ID sheet7
PASS 0412

【ご注意】
・ダウンロードする際の通信料は読者の方のご負担となります。
・本ファイルの利用ライセンスは，本書 1 冊につき 1 つ，個人所有者 1 名に対して与えられるものです。第三者への ID，PASS の提供・開示は固く禁じます。また図書館・図書施設など複数人の利用を前提とする場合には，本ファイルを利用することはできません。
・本ファイルは予告なしに変更・修正が行われることがあります。また，予告なしに配信を停止することもありますのでご了承ください。
・本ファイルは書籍の付録のため，ユーザーサポートの対象外とさせていただいております。ご了承ください。

第 1 章

新生活スタート！

高校までと何が変わる？

入学前に知っておこう

　看護職をめざすみなさん，入学の準備はもう万全でしょうか？　入学前に学校から示された入学前学習には，適切に対応できましたか？

　入学前学習は，これから進学する大学や看護専門学校（以下，看護学校と記載します）で学んでいくために必要な知識や態度を事前に確認し，修得するための大切な準備です。

　大学や看護学校では，レポートや課題の提出が多くなるなど，勉強の仕方が高校と異なります。高校までは，教えてもらったことを覚える，身につけていく勉強の仕方が中心だったと思います。大学や看護学校では，看護の専門職として卒業後活躍していくために必要な知識と技術を身につけることはもちろん，自ら課題をみつけ，それを解決していくという積極的（能動的）な学びの姿勢を習得すること，また，患者さんをはじめ，人と接し，コミュニケーションを取りながら仕事に取り組むためのスキルを学んでいきます。そのため，これまで以上に学習の工夫が必要となるのです。

　また，高校までは科目別の教員が年間を通して領域を担当していたと思いますが，大学や看護学校では，1コマ90分，15コマ（あるいは8コマ）といった単位制(p.7)で，より細かな学問領域に分かれて講義や演習を行うことが多くなります。1回の講義で学ぶ内容も格段に多くなるため，事前学修（予習）や事後学修（復習）がとても重要なのです。

イベントが目白押し！の学生生活

　これから始まる学生生活ではどんなことがあるのか，大まか
なスケジュールをみてみましょう（**表1**）。それぞれの学年でた
くさんの授業や行事がありますが，なかでも看護教育課程の特
徴といえるものが，演習と実習（臨地実習）です。

　演習は主に，講義で学んだ内容を実践につなげるための授業
の一種です。例えば，看護技術のトレーニングやグループワー
クを行います。

　実習は，講義・演習で学んだことをもとに，臨地で実際の患
者さんを通じて，看護の実践を学修する授業の一種です。

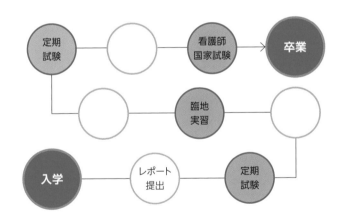

表1 大学・看護学校での年間スケジュール

▶ 初年次（1年生）

4月 オリエンテーション

　　授業開始 **看護学概論** **看護コミュニケーション**
　　定期試験（前期）

　　　夏季休暇

　　基礎看護技術（演習）
　　基礎看護学実習Ⅰ

　　　冬季休暇

　　定期試験（後期）

3月 春季休暇

> 看護師国家試験受験について，また，卒業に必要な単位数，単位のとり方などが説明されます。学校生活の過ごし方をつかみましょう。

> 初年次では主に，看護を学ぶうえで基本となる知識，患者さんの生活援助や診療の補助などの看護技術を学びます。

> 独自のカリキュラム（後述）に沿って，さまざまな授業が設けられています。

▶ 2～3年次

4月 **基礎看護学実習Ⅱ**
　　定期試験（前期）

　　　夏季休暇

　　各領域の看護技術
　　領域別実習 など

　　　冬季休暇

　　定期試験（後期）

3月 春季休暇

> 2年次以降では，より専門的な看護を学んでいきます。領域も一挙に増え，学修内容も深くなっていきます。領域間の関連性にも着目していきましょう。

> 領域によっては病院だけでなく，介護施設など，さまざまな施設での実習が行われます。卒業後の進路を考えるよい機会ともなります。実習方法も施設によって変わるため，その場所，状況に応じた対応を求められることが多くなります。

▶ 最終年次（3・4年生）

4月 **領域別実習**

　　看護研究

　　　夏季休暇

　　統合演習 **統合実習**
　　看護師国家試験願書提出

　　　冬季休暇

2月 看護師国家試験

3月 卒業式　看護師国家試験合格発表

> テーマを決め，文献を調べるなどして看護研究を行います。
> 看護研究は卒業後，臨床でも行うため，研究の手順やまとめ方をしっかりと学んでおきましょう。

> 看護師になるためには避けて通ることができないもの，それが国家試験です。

※ **表1** は年間スケジュールの1例です。各学校で異なりますので，自分の学校のスケジュールを確認し，**次のシート**に書き加えてみましょう。

✎ あなたの年間スケジュール

▶ 初年次

4 月

夏季休暇

冬季休暇

3 月　春季休暇

▶ 　　年次

4 月

夏季休暇

冬季休暇

3 月　春季休暇

5，6 ページは医学書院の Web サイトからダウンロードできます。詳しくは viii ページをご覧ください。

▶　年次

4月

夏季休暇

冬季休暇

3月　春季休暇

▶最終年次

4月

夏季休暇

看護師国家試験願書提出

冬季休暇

看護師国家試験

3月　卒業式　看護師国家試験合格発表

単位って？

　大学設置基準第 21 条や専修学校設置基準第 19 条などには，1 単位の「授業科目」を「45 時間の学修を必要とする内容」をもって構成することを「標準とする」と規定されています。つまり，1 単位を修得するためには少なくとも 45 時間の学修が必要だということになります。

　単位は，「1 時間」を 45 分として考えます。例えば 90 分の授業であれば，2 時間分の学修を受けたと考えるのです。このような 1 回が 90 分の授業を「1 コマ」と呼ぶこともあります。

　科目の単位の例を以下に示します。

例1 1 単位（15 時間）の科目
　15 時間分を講義などで受け，残りの 30 時間は学生自身が学修［予習（事前学修）や復習（事後学修）］することになります。多くの場合，8 コマの授業が行われます。

例2 1 単位（30 時間）の科目
　30 時間分を講義などで受け，残りの 15 時間は学生自身が学修［予習（事前学修）や復習（事後学修）］することになります。15 コマの授業が行われます。

例3 1 単位（45 時間）の科目
　看護教育では「実習」で使用されます。

　単位制での履修の場合，大学や看護学校での授業の時間数だけでなく，学生自身が学修する時間を含めているという点が大切なことです。

履修登録

　看護学校では履修する科目が決められていることも多いかもしれませんが，選択科目も一部あります。大学の場合は学生による「履修登録」が完了して初めて，授業を受けることができます。入学して初めに行わなくてはならないこと，それはこれから受ける科目の履修登録です。

　科目には，必ず履修しなくてはいけない「必修科目」と，学生自らが今後の学修やキャリアデザインとして必要と考える科目を選ぶ「選択科目」があります。看護学校では選択科目，大学では選択科目と必修科目（他の資格も選択した場合）の両方の履修登録を行うことが必要となります。必修科目は，専門基礎科目や専門科目のほとんどの科目です。選択科目は，教養基礎（リベラルアーツ，とも呼ばれます）科目や専門基礎科目の一部，専門科目の一部です。

　科目の必要性はもちろん，進級または卒業に必要な単位数を十分に考えて，履修登録を行うことが大切です。なお，一定期間（1セメスター／半期／1年）に履修登録できる科目数を制限する「キャップ（CAP）制」を採用する学校も近年増えています。これは，学生自身が1つの科目について学修するための適切な時間を考慮し，設定されています。

　履修登録時に気をつけておきたいポイントを下記に示します。

- 卒業に必要な単位数と学年ごとに履修すべき単位数を確認する。
- 選択科目については，自分に必要な科目であるかを十分に考える。
- 配布された履修要項などで指定された方法で，期日までに確実に登録する。
- 履修した科目を変更したい場合は，変更期間中に修正を行う。
- キャップ制の場合は，登録可能な科目の数も考慮する。

* 最終登録日の前に履修登録もれがないかを確認する。

> 📝 MEMO
>
> **選択必修科目**
>
> 　選択必修科目とは，複数の科目のうち，指定された単位数をとる必要がある科目です。
>
> 　例えば，語学の選択必修科目として「ドイツ語」「フランス語」「スペイン語」「中国語」から1単位を選択するように指定があれば，「ドイツ語」1単位を選択し，履修登録するといった場合が考えられます。

1 日を有効に活用しよう

　終業後の時間，次の授業までの空き時間も有効に活用して，事前学修，事後学修の時間を確保することが大切です。特に実習期間中などは，その日の実習が終わった後の短い時間でレポートをまとめたり，次の実習の準備をする必要があり，時間のやりくりが本当に大変です。アルバイトや部活動，サークルの時間なども含めると，寝る時間がない！なんてことも起こり得ます。睡眠不足で体調を崩してしまったり，準備不足の状態で授業に臨んだりすることがないように気をつけましょう。

看護学生のある1日（例）

時	スケジュール
	睡眠
8：00	通学
9：00	人体の形態・機能Ⅰ
10：30	
10：40	人体の形態・機能Ⅰ
12：10	昼食
13：10	看護学概論
14：40	
14：50	家族社会学
16：20	
18：00	アルバイト（家庭教師）
19：30	帰宅
20：30	事前・事後学修
22：30	
23：00	就寝

✏ 1週間のスケジュールを書き込んでみましょう

曜日	月	火	水	木	金	土	日
0時							
2時							
4時							
6時							
8時							
10時							
12時							
14時							
16時							
18時							
20時							
22時							
24時							

☑CHECK!

自分の通う学校について，次の事項を確認しておきましょう。

□ 単位の認定・評価，定期試験の受験資格

□ 休業日 (春季・夏季・冬季の休業期間，創立記念日など)

10 ページは医学書院の Web サイトからダウンロードできます。詳しくは viii ページをご覧ください。

2

看護師になるまで

　看護職になるには**図1**に示すような複数の進路がありますが，いずれの場合も，看護師(p.17)，保健師，助産師の国家試験の受験資格を得て，受験し合格する必要があることは共通しています。

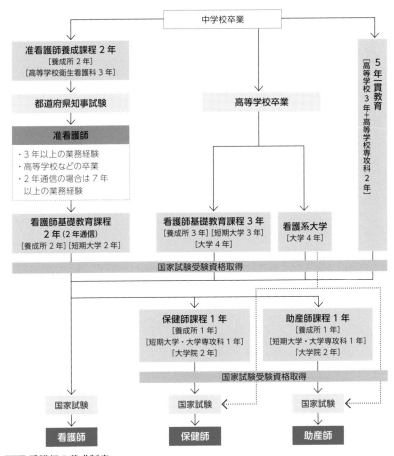

図1 看護師の養成制度
　[　]内は各教育課程を持つ学校，養成所の修業年数

11

📝MEMO

保健師と助産師

- **保健師**：厚生労働大臣の免許を受けて，「保健師の名称を用いて，保健指導に従事することを業とする者」です。保健師の主な役割は，疾病の予防や健康増進のための活動や，相談者に対して受診行動を奨めたり，指導を適切に行うことなどがあります。活躍の場には，市区町村の保健所・保健センター（行政保健師），企業の保健室（産業保健師），学校の保健室，病院や訪問看護事業所などがあります。

- **助産師**：厚生労働大臣の免許を受けて，「助産又は妊婦，じょく婦*若しくは新生児の保健指導を行うことを業とする女子」です。保健師助産師看護師法の職種の中で唯一開業することができます。助産師が作成する助産録（分娩の介助に関する記録）は公文書扱いとなっており，「秘密漏えい」をした場合，他の看護職とは異なり，刑事罰（刑法第134条：秘密漏示）に処せられます。

  保健師および助産師は，看護師国家試験に合格していることが必須です。

📖WORD

じょく婦（褥婦）　ヨミ［ジョクフ］

分娩終了後，妊娠および分娩によって生じた性器や全身の変化が妊娠前の状態に回復するまでの期間（通常，分娩第3期終了直後から6〜8週間）にある婦人をいう。

〔高田眞一.（2009）. 褥婦. 伊藤正男，井村裕夫，高久文麿（総編），医学書院 医学大辞典（p.1202）. 医学書院. より引用〕

国家試験について知っておこう

看護師の資格は，看護師国家試験を受験し，合格することで得ることができます。看護師国家試験を受験するためには，**表2**に示す受験資格を得ることが条件となります。

表2 看護師国家試験の受験資格（一部を抜粋）

1.	文部科学省令・厚生労働省令で定める基準に適合するものとして，文部科学大臣の指定した学校教育法に基づく大学において看護師になるのに必要な学科を修めて卒業した者
2.	文部科学省令・厚生労働省令で定める基準に適合するものとして，文部科学大臣の指定した学校において3年以上看護師になるのに必要な学科を修めた者
3.	文部科学省令・厚生労働省令で定める基準に適合するものとして，都道府県知事の指定した看護師養成所を卒業した者

受験資格は，保健師助産師看護師法第21条にて定められている．

　受験資格を得るためには，**図1**（p.11）に挙げたいずれかの教育課程で学び，指定された科目内容を履修する必要があります。
　看護師国家試験は毎年2月下旬に行われ，6万数千人が受験します。保健師，助産師の国家試験も，看護師国家試験の日程の前後で実施されます（受験資格を有する者は連続して受験することが可能）。試験結果は3月下旬に発表されます。

看護師の役割拡大

　看護の役割や機能は時代とともに変遷しており，時代を経るにつれ，その職能は拡大する傾向にあります。例えば，第二次世界大戦直後（1950年ごろ）は，保健師，訪問看護師の職務は感染症の予防のための教育・啓蒙活動が中心となっていましたが，近年は慢性疾患や生活習慣病対策などにも携わっています。また，病院だけでなく地域（家庭）にも活動の場は広がってきています。わが国では地域の包括的な支援・サービス提供体制（地域包括ケアシステム）を構築するべくさまざまな体制づくりが進められており，その取り組みの1つとして，2025年

までに現在の3倍にあたる約15万人の訪問看護師の確保をめざしています（訪問看護推進連携会議，2015）。

さらに，より水準の高い看護実践，質の高いケアを提供できる人材育成を目的として，「認定看護師」「専門看護師」制度が発足しています。また，それぞれの制度で得られる資格を活かして「看護外来」を開設する病院もあります。各病院により名称は異なりますが，がん看護外来，リンパ浮腫外来，母乳サポート外来などが開設されています。訪問看護については，看護師自身が訪問看護ステーションを開業することもできます。それぞれの資格については，次に示すとおりです。

⮕ **専門看護師**（CNS；Certified Nurse Specialist）：専門看護師制度は，複雑で解決困難な看護問題を持つ個人，家族及び集団に対して水準の高い看護ケアを効率よく提供するため，特定の専門看護分野の知識・技術を深めた者を社会に送り出すことにより，保健医療福祉の発展に貢献しあわせて看護学の向上をはかることを目的として，1994年に発足した日本看護協会の認定制度です。①5年以上の臨床経験と②そのうち3年以上の専門領域の経験，③看護系大学院修士課程修了者で必要な科目を修得し，④認定試験に合格することによって認定されます。2021年9月現在，「がん看護」「精神看護」など13分野があります。

📝 MEMO
2025年をめざした体制づくり

　団塊の世代（約800万人）が75歳以上となる2025年以降は，国民の医療や介護の需要が，さらに増加することが見込まれています。そのため2025年を目標に，住まい・医療・介護・予防・生活支援の5つの構成要素で連携し支える体制の構築がわが国の方針として打ち出されました。

認定看護師 (CN；Certified Nurse)：認定看護師制度は，特定の看護分野において，熟練した看護技術と知識を用いて水準の高い看護実践のできる認定看護師を社会に送り出すことにより，看護現場における看護ケアの広がりと質の向上をはかることを目的として，1995 年に発足した日本看護協会の認定制度です。①5 年以上の臨床経験と②そのうち 3 年以上の専門領域の経験，③認定看護師教育機関で所定の科目を修得し，④認定試験合格することによって認定されます。現在の 21 分野の教育課程は 2026 年度で終了となります。一方，2020 年度から新たな教育課程が開始されています。2021 年 9 月現在，この新しい教育課程には，「感染管理」「摂食嚥下障害看護」など 19 分野があります。この教育課程には，特定行為研修も組み込まれているため，認定看護師認定証が交付・登録されることで，特定認定看護師を名乗ることが可能です。

☑CHECK!

看護師国家試験，その他の資格試験について調べてみましょう。

☐ 卒業後に取得できる資格
（取得に必要な単位，科目についても確認しましょう）

☐ 将来どんな現場で働いてみたいか，イメージしてみましょう。そこで働くには，どんな資格が必要でしょうか

📖MEMO

特定看護師

　2015 年 10 月に施行された「特定行為に係る看護師の研修制度」より誕生した名称です。専門看護師や認定看護師と違い，資格は交付されません。特定行為ごとの研修を受け，修了す

ることで名乗ることがきます。特定行為とは，「診療の補助であつて，看護師が手順書により行う場合には，実践的な理解力，思考力及び判断力並びに高度かつ専門的な知識及び技能が特に必要とされるものとして厚生労働省令で定めるものをいう。」(保健師助産師看護師法第37条の2の2の一)とされています。2021年9月現在，21特定行為区分，38特定行為に分類されています。

📝 MEMO
訪問看護ステーションと通所介護

- **訪問看護ステーション**：在宅で療養生活を送る利用者へ看護サービスを提供して支援を行うことを訪問看護といい，訪問看護を行う訪問看護師などが所属している事業所のことを，訪問看護ステーションといいます。利用者の年齢は小児から老年期まで幅広く，提供内容も症状観察，日常生活の支援，家族の介護指導など多岐にわたります。そのため，かかりつけ医などを含めたチーム医療が必要となります。

- **通所介護（デイサービス）**：要介護状態でも，利用者が可能な限り居宅で，自立した日常生活を営むことができるように生活機能の維持・向上を目指し，日常生活の世話や日帰りの機能訓練を提供するサービスのことです。

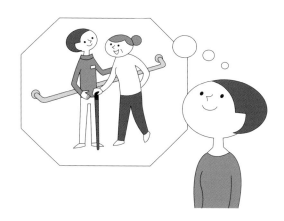

看護職に必要な能力

　看護職をめざす学生のみなさんに，おさえておいてほしい大切な2つのことがあります。それは，看護の対象が「ひと」であることと，看護職が公的な資格が必要となる「専門職」であるということです。

「ひと」と接する仕事であること

　看護職は，「ひと」と接する仕事です。そのため，対人関係スキルは特に大切な能力です。看護の対象は，さまざまな年齢や立場の人であり，個々の価値観を持っています。看護を行うためには個々の年齢，立場や価値観を尊重して，対象を共感的に理解することが大切となります。

　また，患者・家族だけでなく，他の医療職種とも調整をはかり，チームで働いていくうえでも，対人関係スキルは重要です。

「専門職」であること

　看護師は厚生労働大臣の免許を受けて，療養上の世話と診療の補助を行うことが認められた専門職です。そのためには，看護の対象が人であることを念頭においた対人関係のスキルに加え，専門的な知識・技術を修得することが求められます。さらに，卒業後も医療技術の進歩に応じた知識・技術の修得が常に

求められます。そのため，学生のうちに専門知識・技術を学ぶためのスタディ・スキル，情報リテラシー，倫理的内容などを修得することが重要です。

　また特に，医療の専門職であるという点で，「守秘義務」を実践することが求められます。学生の間にも，実習などで患者（対象）のさまざまな情報を得ることがあります。そこで得た情報は，患者の個人情報であることを決して忘れてはいけません。看護師をめざす学生時代から，守秘義務を理解し，実践する必要があります。通学の公共交通機関（電車やバスなど）で患者・家族のことを話すこと，SNSへの投稿などは，許されないことです。

> ### 📝MEMO
> **クリティカルシンキング**
>
> ---
>
> 　専門職，社会人として身につけるべき能力の1つに，クリティカルシンキング（CT；critical thinking）があります。多くのテキストで紹介されていますが，これは「適切な基準や根拠に基づく理論的でかたよりのない思考」のことです。主観や思いつき（憶測）でなく，具体的にどのようにするべきか，どのような可能性があるかを検討し，証拠（事実）に基づいて判断を下す思考をいいます。
>
> 　みなさんも，苦手な科目や成績が上がらない科目に対して，『どうしてだろう？』と考えるとよいと思います。

学生生活をおくるうえで
気をつけておきたいこと

学生としてのマナー

　学生生活は，社会生活を学ぶ場でもあります。そこで過ごし，学修するためのマナーが存在します。マナー不足は，時として学校・大学の規則違反となり，賞罰の対象ともなります。適切なマナーについて考え，実践していきましょう。次ページのシートに学生に守ってほしいマナーをまとめました。どのくらい修得できているか，定期的にセルフチェックしてみましょう。

　また，教員へのメールの配信や教員を訪ねるときのルールも大切です。

学内のサポートを活用しよう

　大学や専門学校に入学すると，サークルの勧誘や同級生との交流会が企画されることも多くなります。よき先輩や同級生と親しくなることは，楽しいキャンパスライフにもつながります。

　一方で，思わぬトラブルに巻き込まれることのないよう注意が必要です。責任者が不明な会や大学・専門学校の非公認の会などは，カルト集団や特定の思想を強いられる集団の可能性もあるので注意しましょう。勧誘を受けた先が公認の団体かどうかわからなかったり，参加することに不安があったりする時には，学内の担当部署（事務局・サービスセンターなど）や教員

✏ マナーチェックシート（できている○，ある程度できている△，できていない×）

現在	1 年	2 年	3 年	マナーの種類	卒業
				TPO〔time（時），place（場所），occasion（場合）〕をわきまえて行動できる	
				日頃から教職員や学生に挨拶できる	
				目上の人には敬語を使う	
				授業開始前に着席する	
				授業中に私語はしない（特に指示を受けた際など）	
				授業中に出入りはしない	
				授業中に指示なく携帯・スマートフォンやノートパソコンなどを使用しない	
				歩く時や自転車・自動車を運転する時に携帯・スマートフォンを使用しない	
				守秘義務が必要な事項を SNS で配信しない	
				廊下などに座り込んで話さない	
				後輩や友達を飲酒などに無理やり誘わない	
				学生同士でのお金の貸し借りはしない	
				研究室に入る時は，3・4回ノックをして，学籍番号・氏名・用件を述べ，許可をもらった後に入室する	
				ユニフォームなどは常に清潔に保つ	
				健康の維持増進を心がける	
				○の数の合計	

（改善策：具体的に示す）

　　　年　　　月　　　日
　　　年　　　月　　　日
　　　年　　　月　　　日
　　　年　　　月　　　日
　　　年　　　月　　　日

卒業する時には，すべて○になることをめざしましょう!!

20 ページは医学書院の Web サイトからダウンロードできます。詳しくは viii ページをご覧ください。

に確認しましょう。

　また，学内の制度や手続き，生活の相談など，学生生活を安心して楽しく過ごすためにさまざまなサービスセンターや相談支援室のサポートが役立ちます。近年は，読み書きや計算など一部の学修内容が苦手な学生や，LGBTQ＋の学生などに対する支援も実施されています。入学後の説明会やリーフレットなどで確認をして，担当内容と施設の場所を知っておきましょう。

✏️ 学内でのサポートを調べて書き出してみましょう！

学生として注意すること

　2022年4月1日より，民法の成人年齢が18歳に引き下げられました。つまり，皆さんは，自分の意志で携帯電話の購入，クレジットカードの作成，車の購入のためのローンの契約などを行うことができます。一方で，未成年者取消権（未成年が親の同意を得ず契約した際に契約を取り消すことができる権利）

は行使できなくなります。また，喫煙，飲酒，公営ギャンブルは，20歳になるまで行えません。

① 薬物には絶対に手を出さない

薬物には，覚せい剤，大麻，危険ドラッグなどがあります。これらの薬物の使用は，法律で規制されており，当然，使用すれば法律により罰せられます。また，いずれも高い依存性があり，1回でも薬物を使用すると自分でやめることは困難です。さらに，使用によって身体や精神へ障害が及ぼされます。「薬物なんか自分には関係ない！」と考えていても，遊びや好奇心から使用してしまうケースがあります。「やせてきれいになるよ」「ただの栄養剤だよ」といった，巧みな勧誘にも注意が必要です。**絶対にダメです‼**

＊文部科学省では，厚生労働省や警察庁，内閣府などと共同で，学生向けに啓発パンフレットを作成，配布しています。

② お酒は20歳から

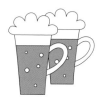

学生同士での無理な飲酒による急性アルコール中毒が問題となっています。なかには死亡するケースもあり，現在は学内での飲酒を禁止している大学もあります。しかし，学外の場所，例えばサークルなどに入った際の歓迎会などで，先輩からすすめられたりすることがあります。このような場合は「**自分は20歳未満であること**」を主張することが大切です。飲酒可能年齢になっていても，身体に害を及ぼすような飲み方は適切ではありません。学生1人ひとりが自覚し，「飲まない」「すすめない」行動をとりましょう。

❸ 喫煙はやめましょう

　喫煙の害, さらには受動喫煙も近年大きな問題となっています。看護職をめざすみなさんは, まず何よりも喫煙しないことが当然だと考えましょう。就職に際し, 喫煙しないことを条件

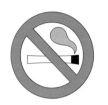

としている施設もあります。また, 入学時に喫煙しないという承諾書を提出する大学や看護学校もあります (喫煙すると学校独自の罰則が科せられます)。興味を持たないことが大切です。

❹ 感染症対策は予防と早期対応

　自分自身の健康を守るために, 感染症対策は重要です。インフルエンザの予防には, 人ごみを避け, 正しいうがい・手洗い, 十分な栄養と睡眠をとりましょう。それでもかかってしまったら, 通学せず, まずは受診をしましょう。発症後5日を経過し, かつ熱が下がっても2日間経過するまでは, 出席停止期間になります。この期間は外出せず, 安静にして十分な休息と水分補給をしましょう。

　また, エイズなどの性感染症(STI または STD)にも注意が必要です。これらの感染症は自覚症状がないものも多く, 気づきにくい反面, 感染率が高いのが問題です。性交渉時はコンドームを正しく装着し, かかってしまった場合は, パートナーとともに早めに受診しましょう。

❺ 契約には要注意

　勧められるままの安易な契約はトラブルの元です。「就職に有利になりますよ」といった甘い言葉に誘われ, 英会話教室や

エステティックなど，長期間・高額の契約をしてしまう学生も多くいます。サービス内容やしくみをしっかりと理解し，慎重に判断しましょう。また，最初から契約するつもりがなければ，はっきりと断ることも大切です。万が一トラブルに巻き込まれてしまったら，1人で対応せず，消費者ホットライン（Tel：188，相談は無料，ただし通話料は発生します）や学生課などに相談しましょう。

❻ クレジットカードは便利ですが……

　現金が手元になくても利用できたり，インターネット上での支払いができたりと何かと便利なクレジットカードですが，使用には注意が必要です。インターネットショッピングでクレジットカードを利用する際は，そのサイトのセキュリティ対策や商品・会社情報，契約内容などを十分に確認しましょう。また，クレジットカードの支払いが遅延すると，新たにカードを作成したり，銀行からお金を借りたりする際に，あなたの信用情報に悪影響を与えてしまいます。支払い時のことも考え，計画的に利用することが大切です。

❼ 悪質商法にご用心！

　マルチ・マルチまがい商法やキャッチセールス，架空請求など，学生の不安な心理を狙った悪質商法の手口には注意が必要です。親しい人からの「絶対に儲かる」などの勧誘や，「無料体験！」などのウマイ話は安易に信用しないようにしましょう。また最近はSNSを悪用し，怪しげなアルバイトの勧誘や高額商品の押し売りをする手口も増えています。個人情報を安易に教えない，怪しいURLやリンクにはアクセスしない，1人で判断しないなど，自分の身を守る方法を身につけましょ

う。法的なトラブルや困ったことがあれば，日本司法支援センター（法テラス）Tel：0570-078374 に相談しましょう。相談は無料（ただし通話料はかかります）です。

⑧ クーリング・オフ制度

悪質商法にひっかかってしまった時，契約の解除には「クーリング・オフ制度」を活用しましょう。訪問販売や電話勧誘などで契約した場合，期間内に手続きを行えば契約を解除でき，代金も取り戻すことができます。原則としてすべての商品やサービスをクーリング・オフすることができますが，カタログや広告，TV などの通信販売で商品を購入した際は，クーリング・オフ制度は適用されません。また，クーリング・オフの期間は取引の種類によって異なりますので，最寄りの消費生活センターなどに早めに相談しましょう。

⑨ 海外留学・旅行の安全とマナー

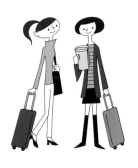

在学中に，海外旅行や留学によって見聞を広めることはよいことですが，日本とは異なる文化や生活習慣があり，思わぬトラブルに巻き込まれることがあります。テロや命にかかわる犯罪の被害にあう可能性もあるため，渡航前にその国の安全情報を集め，危険な場所には近づかないなど，安全な行動をとるよう心がけましょう。学校によっては渡航届の提出を求めるところもあるので，一度確認してみましょう。また，海外で事件・事故にあった場合は，現地の警察に早急に連絡・通報します。日本大使館・総領事館では弁護士や通訳，医療機関の情報を提供してくれるので，場所や連絡先を事前に調べておくことも大切です。

⑩ ハラスメントにあわないために

　自分の何気ない言動で相手が不快な思いをしたり苦痛を感じ
たりしたら，それはハラスメントにあたります。特に，研究教
育施設において多いのが，アカデミック・ハラスメントやパ
ワー・ハラスメント，セクシャル・ハラスメントです。これら
のハラスメントは，教員と学生間だけでなく，学生同士でも，
またアルバイト先でも起こりうることです。被害にあった場合
は1人で抱え込まず，友達や相談窓口に相談しましょう。ま
た，思いもよらず自分が加害者になってしまうこともありま
す。指摘された場合はすぐにやめ，謝罪することが必要です。
最近では，モラル・ハラスメントやデートDVなども問題と
なっています。パートナーとの対等な関係づくりや相手を思い
やる意識が大切です。

📑 MEMO
教員の部屋（研究室・教員室）に入るときのルール

　授業が始まると，わからないことの確認や質問のため，あるいは
教員から連絡を受けて指導を受けるために教員の部屋を訪問する
ことがあります。その際には基本的な下記のルールを守りましょう。

- 教員に伝わるように数回ノックをします。
- 入室の許可を受けてから，扉を開けます。
- 入室前に扉の位置で，自分の学年と氏名・用件を述べます。
　複数の教員が一緒に使用している部屋の場合は，面会したい
　教員の氏名を伝えます。
- 用件を伝える際も，学生と教員の関係を保つよう注意が必要です。
- 部屋を出る際には，「失礼しました」などの挨拶をして退室します。
- 扉は静かに最後まで閉めます。

第 **2** 章

授業が始まったら

さまざまな授業形態

　大学や専門学校では，①教員が教壇に立って，黒板やホワイトボードにキーワードなどを書き（板書），話すことが中心となる形式，②パワーポイントやVTRなどを活用して内容を伝える形式，③クイズやアンケートで，学生の意見や回答を集計しながら進める形式など，さまざまな形式の講義があります。科目の特徴や受講生の人数によってその形式は変わります。テキストも高校までとは異なり，教科書として指定されたものを常に使用する場合や，科目に関連した書籍が参考書として提示され，講義中には使用しない場合があります。

　また，新型コロナウイルス感染症（COVID-19）の流行に対する取り組みとして，リモートによる講義（遠隔授業）が多くの学校で導入されています。リモートによる講義には，大きく分けて①ライブによる講義，②録画した内容を一定期間内に視聴する形式（オンデマンド形式）の2種類があります。ともに対面授業と同様に主体的な受講が必要です。特に①では，講義中の不明な点はその場で「チャット」や「挙手」により確認することができます。また，講義中に質問や課題が出されることがあります。授業態度の評価に関連することもあるため，求められた質問や課題に対しては確実に回答や対応をする必要があります。

　また，複数の科目が並行しつつ，つながりを持って進んでいく看護教育課程において，それぞれの講義内容を十分に理解するためにも，事前学修はとても大切です。専門職である看護職をめざすみなさんにとっては特に重要なことです。修得すべき

科目名	フィジカルアセスメント

科目責任者	○○　▲▲

単位数他	1単位　（30 時間）　必修　■セメスター

科目概要	フィジカルアセスメントは，・・・・・・・・・・・・・・・である。

到達目標	1.・・・・・・・・・・・・・・。 2.・・・・・・・・・・・・・・・・・・。 3.・・・・・・・・・・・・・・・・・・・・・・・。

授業計画	〈授業内容・テーマ等〉 第1回　　講義：本科目の授業の趣旨と目的， 　　　　　　　問診・インタビュー ・・・ ・・・ 第8回　　講義：◎◎◎器のフィジカルアセスメント ・・・ ・・・ 第15回　講義：□□□系のフィジカルアセスメント

> 各回の授業で学ぶ内容やテーマが示されています。オムニバス*の場合，単元の担当教員が示されています。

評価方法	授業態度 20%，定期試験 80%

> 評価方法も確認しておきましょう。

指定図書	●●●.（2018）.・・・・・・・・ガイド（第6版）.◆◆◆社. ■■■.（2019/2021）.△△△（訳），・・・・・ポケットガイド. ▲△◎○.

参考書	坂井建雄，岡田隆夫.（2018）.系統看護学講座専門基礎分野 人体の構造と機能[1] 解剖生理学（第 10 版）.医学書院.

事前学修，事後学修	受講前には，関連知識について必ず事前学修を行ってください。また，学修した知識は，次回の受講に活用できるよう事後学修してください。

備考	

図2 シラバスの一例

＊オムニバスとは，1つの科目を複数の教員で担当することです。

知識が不十分なままでは，看護の対象となる患者さんへ及ぼす影響は計り知れないからです。

　事前学修をする際に役立つものが，シラバス（**図2**）です。シラバスには，科目の詳細な授業計画が記載されています。教員は基本的にシラバスに記載されている順序で講義を進めます。シラバスには，授業計画の他にも到達目標，科目責任者，成績の評価方法など，重要な情報が多く記載されています。履修登録の時だけでなく，受講前にもう1度必ず目を通しておきましょう。

📝 MEMO
FD (faculty development) とは?

　FD とは，大学における教員の教育能力を高める実践的な方法であり，大学の授業改革のための組織的な取り組みです。FD は学生のニーズに応える教育をするために必要な取り組みであり，授業評価や教育に関する研修への参加などがあります。

　授業評価や教員との意見・情報交換会などは，学生の協力が必要です。よりよい学生生活を過ごすためにも，ぜひ積極的に協力しましょう。

☑ CHECK!
シラバスの内容を確認してみましょう。

☐ 到達目標
☐ 授業計画
☐ 評価方法
☐ 指定図書，参考書
☐ 事前学修，事後学修について

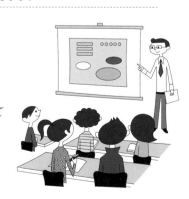

講義の受け方と
ノートづくりのコツ

教員の伝えたい"キーワード"はなんだろう?

　講義中に板書された内容や，スライドの内容すべてを時間内に書き写すことは難しいうえ，後で読み返した時に，どこが重要なポイントかがわからなくなることがままあります。その講義の中で，教員が何を学生へ伝えたいかを理解することが大切です。そのためには，教員の言葉の「核」となる"キーワード"をつかみ，それを端的にノートに記載することが重要です。高校までの授業で板書内容をすべて書き写してきた学生さんには，少しトレーニングが必要かも知れません。講義中に適切にノートを取ることができるようになると，教員の伝えたい内容の理解も深まり，知識の修得の向上が期待できます。

　最近は，教員からパワーポイントの内容が印刷された資料や要点がある程度記載されたレジュメ(p.40)が配布されることもあります。ここで注意が必要なことは，配布された資料は**そのままではあくまでも「資料」である**ということです。レジュメによっては，空欄を設けてあり，講義中，スライドで映した単語や数字を書き入れられるように作成されていることもあります。キーワードや覚えてほしい数値を記入させることが多いのですが，穴埋めをするだけでなく，その時教員が話した内容を書きとめておくと復習の時に役立ちます。

事前学修しておくと講義に集中できる

　講義中にノートを適切にとるためにも，事前学修が大切になります。シラバスを参照してどのような講義内容であるかを確認し，関連する用語などを，指定されたテキスト，既修した他の科目のノート，書籍や資料，Webなどを活用して調べておき，あらかじめノートに書き留めておくとよいでしょう。

　これにより，講義中，教員に確認する内容などが明らかになります。講義中に解説があれば，先述したように適切なキーワードなどを加えておくとよいですし，もし，講義中に解決できなければ，教員へ質問したり，リアクションペーパー＊などを利用して次回講義に回答を求めたりすることができます。生じた疑問は，できるだけ時間をおかずに解消しておくことが大切です。ただし，学生自身が調べることが基本です。リアクションペーパーには，**既修内容や自分で解決できる内容，授業内容に関係ないことを書くのはよくありません。**

＊リアクションペーパーとは，毎回の授業終了後に講義の理解度や質問事項を記載して教員に提出するものです。

聴講するときのマナーとは

　講義を受けるときにも，学生として身につけておいてほしいマナーがあります。例えば，講義中の私語についてです。私語は，真剣に聴講している周囲の学生に不利益をもたらします。筆者の経験でも，大教室での講義などで受講生が多い場合など，しばしば学生から「私語がうるさく，講義内容をしっかりと聞けない状況だった」といった評価を受けることがあります。教員が指導しないことも原因の1つかもしれませんが，

まずは個々の学生の自覚が大切です。**真剣に受講したい学生の権利を奪うことは誰にもできません**。

　また，講義時間中の入退室についても注意しましょう。講義時間中は着席をして，集中して聴講することが必要です。時として，頻回に教室からの出入りを繰り返す学生の行動が問題視されることがあります。これは，出入りをしている学生自身が十分に講義内容を理解できないだけでなく，周りの学生の聴講を妨げる原因にもなります。体調の関係などでどうしても退室しなくてはならない場合には，講義を妨げないよう留意しつつ，教員に退席理由を報告しておきましょう。

　講義内容と関係ない，別の科目のレポートや課題に取り組むことも，受講のマナーとしては問題があります。学修をしているし，他の学生へ影響を与えていないからよいだろう，と考えることは間違っています。シラバスなどにも示されているとおり，それぞれの科目は，設定された単位のすべての時間を受講することによって到達目標を達成できるよう構成されています。看護職をめざす者としての学修に必要のない講義内容は1つもありません。

　それらは，リモートによる講義でも同様です。テキストや資料を準備し，必要な内容はノートに書きます。また，許可なく画面を撮影することや，音声や画像を録音・録画することはルール違反です。決して，自分の実力につながりません。

授業中のノートの取り方

　授業中は，集中して受講することが必要になります。教員がどのようなことを学生に伝えたいかを考え，必要な内容や疑問

に思っていることを書き留めるためです。板書やパワーポイントを使用した講義だけでなく，リモートによる講義でも同様です。このように必要な情報をノートに記録することをノートテイキング*と呼びます。ノートテイキングは，日々の講義で実践することで修得できる能力です。また，レジュメやパワーポイントなどの資料が配布された授業でも，必要な内容を書き留めなければいけません。ノートテイキングを実践するためには，事前学修が重要になります。

◯ 効果的なノートの取り方

① 事前学修したノートの必要なページを開いて机の上に置く

② パワーポイントや板書内容で，教員が強調している箇所をキーワードまたは短文で書き留める

③ 教員が話している内容からも，②と同様の内容を書き留める

④ 事前学修で疑問に思っていた内容に関連する回答などを書き留める

⑤ 書き留められなかった箇所や疑問に思った箇所には「？」を書き込み，質問やリアクションペーパーで確認する

⑥ 余白を十分とる ➡ 授業中の質問への教員の回答や事後学修で調べたことを書き留めるスペースに活用する

◯ 効果的ではないノートの取り方，受講の仕方

✕ パワーポイントの内容や板書をすべて書き写す ➡ 書き写している時に教員が重要なことを述べていても理解できない

✕ レジュメやパワーポイントの資料で満足して，ただ聞くだけの受講はNG!! ➡ 自分なりの知識の構築につながらない

---

*ノートテイキング（note taking）：学生が修得すべきとされている能力のうちの1つです。①情報の記録，②振り返りの補助の役割があります。
〔松本浩司，人見泰弘.（2016）. 学生の実態をふまえたノートテイキングの指導方法と授業改善に対する提案—本学文系学部学生へのインタビュー調査に基づいて. 名古屋学院大学ディスカッションペーパー, 113, 1-67. をもとに記載〕

自分だけのノートをつくろう

　事後学修においても，ノートづくりは重要です。受講内容を振り返り，その後の演習や実習に活用できるだけでなく，試験勉強の際にも，まとめたノートが活躍します(p.37)。読み返した時にどこが重要なポイントなのか，自分自身がより知識を深めたいところ，理解が不足しており講義後に調べておきたいことは何かがわかるよう，講義中に考えながらノートを取っていくことができると，後々まで(国家試験にも！)使えるノートになります(p.38)。

　ノートづくりの効果として，自分なりの文章，自分が理解しやすい図表を用いて視覚的に整理することで，学修した内容を確実に定着することが期待できます。逆に，うまく自分の文章としてまとめることができない内容があれば，それは理解が不十分であったり，知識が不足している部分だと気づくことができます。

　また，疑問に思ったこと，理解が不十分だと感じたことを自ら調べる姿勢，事前・事後の学修を通して，主体的に学び続ける姿勢は，卒業後，臨床の場面においても役立ちます。学修した知識と知識を結びつけ，さらに自分なりの考えを導き，その考えの根拠を確認したうえで，ケアを計画し，実践していくことは，看護師という専門職として必要なスキルの１つです。

先輩のノートをのぞいてみよう

　サークルなどで親しくなった先輩に，どのように学修することが大切かを教えてもらうこともよいでしょう。それぞれの科

目や講義の特徴，演習や実習で注意する点など，体験談を教えてもらうと，その後の学修に役立つでしょう。

さらに，先輩のノートを見せてもらうと，学修方法や事後学修の参考になるばかりでなく，国家試験の学修にも役立ちます。ノートづくりがうまい，と評判の先輩があなたの周りにもいませんか？　先輩の学修方法を参考にすることが，あなた自身の学修方法を確立する近道でもあります。入学からなるべく早い時期に，先輩からのアドバイスがもらえるとよいですね。

☑CHECK!
講義の受け方について確認しましょう

□ 教員が伝えたいキーワードをつかむ

□「板書」や「聞き取り書き」に集中しすぎることなく，
　必要事項を記録する

□ 事前学修・事後学修も使って自分のノートを完成させる

ノートの例：授業ノート

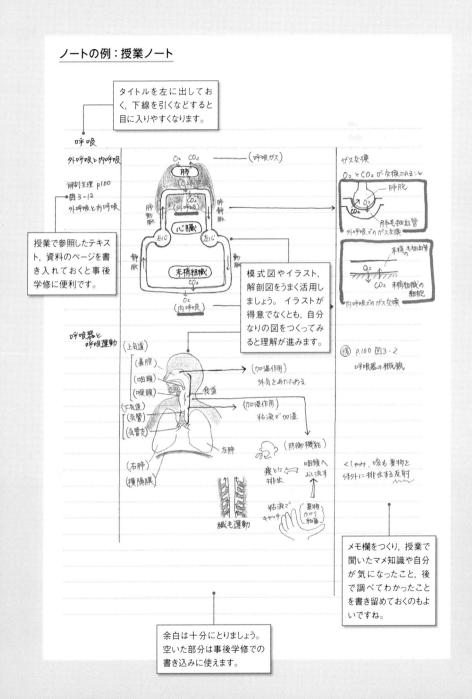

タイトルを左に出しておく、下線を引くなどすると目に入りやすくなります。

授業で参照したテキスト、資料のページを書き入れておくと事後学修に便利です。

模式図やイラスト、解剖図をうまく活用しましょう。　イラストが得意でなくとも、自分なりの図をつくってみると理解が進みます。

メモ欄をつくり、授業で聞いたマメ知識や自分が気になったこと、後で調べてわかったことを書き留めておくのもよいですね。

余白は十分にとりましょう。空いた部分は事後学修での書き込みに使えます。

ノートの例：試験用のまとめノート

ふきだしなどを使うと，ポイントが見やすくなります。

覚えたい重要語句を赤やオレンジのペンで書いておくと，赤いシートで隠すことができ，オリジナルの問題集になります。

テキストや問題集，資料の出典をメモしておきましょう。

使うペンの種類，色はルールを決め，統一しておくと頭に残りやすくなります。

降圧薬

○高血圧とは

心臓
静脈　動脈
末梢

cardiac output
血圧（BP）＝（心拍出量 CO）×（末梢血管抵抗）

1回心拍出量
×
心拍数

血管平滑筋による
血管の収縮・拡張

高血圧 … 140 / 90 mmHg
収縮期／拡張期

（収縮期血圧）
最高血圧

心臓が
心臓

（拡張期血圧）
最低血圧

血管

厚くなる
弾力↓
カチコチ

血管
狭窄・閉塞

○高血圧になると …… 血管の負荷（増大）⇨ 小動脈・細動脈（線維化）
心臓から血管に
血液を送るための圧力（増大）⇨ 心臓（心肥大）

○血管の狭窄・閉塞 …… 脳では（一過性脳虚血（TIA）），脳梗塞
腎臓では 腎機能不全
心血管では 虚血性心疾患

○血圧の調節機構と
降圧薬の作用点
『薬理 WB』p.75 図7-1
『薬みえ』p.308

［自律神経系］
動脈圧受容器反射 ───→ 血圧↓　　腎受容器反射
（交感神経↑）緊張
α遮断薬　ARB
β遮断薬
ノルアドレナリン分泌
β受容体　α受容体　アンギオテンシンⅡ
受容体

ACE阻害薬
腎臓
（レニン）分泌
（アンギオテンシンⅠ）
（アンギオテンシンⅡ）←
副腎皮質
（アルドステロン）分泌
アンギオテンシン
変換酵素
（ACE）

・レニン・アンギオテンシン
・アルドステロン系
（RAA系）

心収縮力・心拍数
増加
心拍出量↑

血管収縮
末梢血管抵抗↑

Na・水の再吸収促進
尿量↓　血液量↑

利尿薬

血圧↑

3

グループワークの心構え

グループワークってどんなもの？

　講義形式の他に，さまざまな授業の方法があります。なかでも看護教育でよく用いられているのがグループワークです。グループワークは学生が主体となって行う学修方法の1つであり，ゼミナール（ゼミ）やワークショップなどがあります。いずれも，少人数のグループ単位に分かれて，あるテーマについて調べたり，議論を交わしたりして，活動を通して学生が自ら理解を深めていく方法です。論文や書籍の講読，設定したテーマの調査・発表も含まれます。学生自身がテーマについて事前学修し，発表や議論の準備を行うことで，授業内容をより深く理解することができます。また，グループ内やグループ間で意見交換の機会をもつことによって，自分とは異なる視点からの考察を知ることができるといった利点もあります。

　初年時教育や卒業研究をこうしたゼミ形式で行うことがあります。とりわけ，卒業研究のゼミは，自身の専門領域や大学院への進学など，卒業後の進路にも大きく影響するため，自分が追究したい内容をしっかりと考えて選択することが大切です。

📝 MEMO

カンファレンス

　臨地実習において，グループ内で実習内容の問題点やその解決策などを検討する話し合いをカンファレンスと呼びます。グループ内での情報共有にも役立ちます。カンファレンスは，臨地でも看護師間や多職種間で活発に行われています。自分の実習に関連する内容のカンファレンスには積極的に参加しましょう。

レジュメをつくろう

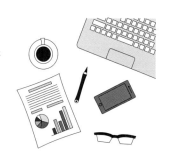

　グループワークでは，調べた内容や話し合った内容をまとめて，クラスで発表する機会がしばしば設けられます。そのとき作成するものが，レジュメ（**図3**）です。レジュメとは，講義の流れや，ゼミなどでの発表の流れがわかるよう要点をまとめた資料のことです。教員が講義のために作成するものと，学生が発表の際に作成するもの，どちらも同じ名称で呼ばれています。

　レジュメは，発表者自身のための要約ではなく，聴き手の理解を助けるものです。そのため，発表者が話すすべての内容を盛り込もうとせず，キーワードをまとめておくのが，レジュメづくりのコツです。発表の時間にもよりますが，1枚から数枚程度に収まるように箇条書きで記述し，ところどころに見出しやまとめなどをつけ，ポイントが目に留まりやすいよう工夫するとよいでしょう。

📝 MEMO

レジュメ

　レジュメ（あるいはレジメ）は，「要約・概論・概説書」を意味するフランス語のレジュメ（résumé）が語源です。これは「要約する」という意味の動詞レジュメィ（résumer）の過去分詞の名詞用法です。どちらかというとレジュメはフランス語に，レジメは英語に近い表記です。英語では résumé と resume，いずれも使われます。今日，日本でレジュメが「履歴書」の意味で使われるのは，アメリカやカナダでレジメが「履歴書」のことをさすからでしょう。英語では，要旨はサマリー（summary），概要はアブストラクト（abstract）などといいます。

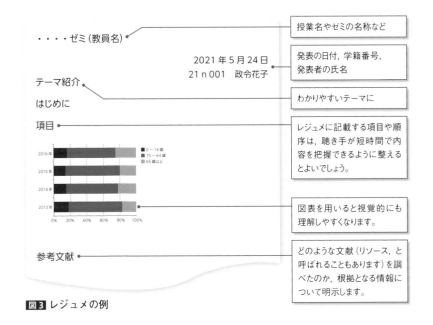

図3 レジュメの例

視覚的にわかりやすく伝える

　レジュメのほかにも，ポスターや，スライド（パワーポイント）を作成して発表することがあります。

伝えたい内容に合わせてグラフ・表を選ぶ

　調査結果や検査値，統計値など，数字で示す内容は，グラフや表を用いると効果的に表すことができます。読み手が正しく内容を理解できるよう，それぞれの特徴をふまえて適切なグラフ・表を選びましょう。**図4**に，代表的なグラフの特徴を紹介します。

MEMO

図表のタイトル

　論文では，図・グラフの場合はタイトルを図やグラフの「下」に，表タイトルは表の「上」に記載するのが一般的です。

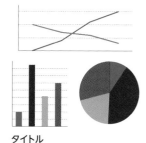

タイトル

項目名	計測月	a	b	項目名	計測月	a	b
○○○○	1月	8190	21888	○×□○	11月	2990	35690
○○○○	1月	1789	27354	○□○△	5月	4569	29100
○○○△	1月	30295	4569	○×□×	8月	3990	54432
□×○×	3月	15543	3990	□×□○	11月	2195	19405
□□□○	2月	2450	2195	○○××	10月	29940	8945
××××	4月	2389	29940	□□××	6月	13579	7023
△△□○	4月	37849	13579	×△□○	6月	12409	1840
××××	6月	873	12409	△△△△	2月	1038	59201
××□□	8月	21888	1038	△△□×	10月	50384	11135
○○○○	1月	8190	21888	○×□○	11月	2990	35690
○○○○	1月	1789	27354	△□○△	5月	4569	29100
○○○△	1月	30295	4569	○×□×	8月	3990	54432
□×○×	3月	15543	3990	□×□△	11月	2195	19405
××××	5月	15543	3990	□×□△	8月	2195	19405
○□××	2月	2450	2195	○○××	10月	29940	8945
□×□△	4月	2389	29940	□□××	6月	13579	7023
△△△△	4月	37849	13579	×△□○	6月	12409	1840
□□×△	6月	873	12409	△△△△	2月	1038	59201
××□□	8月	21888	1038	△△□×	10月	50384	11135

タイトル

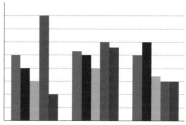

[**棒グラフ**] 示すものの量を比較するときに利用します。

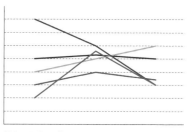

[**折れ線グラフ**] 経時的な量の変化を比較するときに利用します。

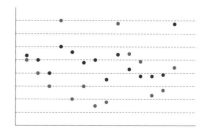

[**散布図**] 2 つの変数の関連やデータの分布を理解するときに利用します。

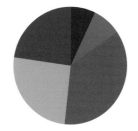

[**円グラフ**] あるものを構成する量の比較をするときに利用します。帯グラフも同様です。

図4 代表的なグラフとその特徴

📝 MEMO

円グラフのデータ配置のコツ

　　左右の円グラフを見比べてみましょう。どちらのグラフが，データが見やすいと感じますか？

　　実は，それぞれの色は，同じ量を示しています。円グラフでは，大きな値（この場合は濃い灰色の項目）から時計回りに配置すると，データの大小を直感的に捉えられ，見やすくなります。

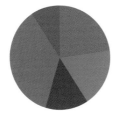 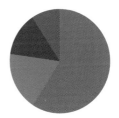

☑CHECK!

レジュメのつくり方をおさらいしましょう

☐ テーマや発表者など，必要な事項をもれなく記載する

☐ 聴き手が短時間で内容を理解できるよう，項目や順序に配慮する

☐ 図表を効果的に用いる

☐ 根拠となる情報を明示する

プレゼンテーションへの
取り組み方

プレゼンテーションとは

　　プレゼンテーションとは,「発表すること」を意味していま
す。「プレゼン」と略して使われることもあります。看護教育
では, 学生同士, グループ内のプレゼンテーションだけではな
く, 実習などで地域の人や児童, 生徒を前にして行う場合もあ
ります。

　　人前でプレゼンテーションするのは苦手！という学生さんも
いるかと思いますが, 安心してください。プレゼンテーション
は, その場で瞬時に自分の意見を発表するわけではありませ
ん。①準備, ②発表, ③振り返りの3段階で行うものです。
つまり, ①の準備をしっかりと行うことで, 発表内容に自信を
持つことができ, 十分に人前で発表することができるようにな
ります。

よいプレゼンテーションをするにはまず準備から

　　プレゼンテーションの準備は以下の手順で行います。
①プレゼンテーションの時間, パワーポイント使用の有無, レジュメの量
　　など, プレゼンテーションを行うために必要な情報を確認します。
②プレゼンテーションのテーマと構成を考えます。教員からテーマが提
　　示される場合もあります。

③レジュメが必要な場合は，作成します。　➡レジュメをつくろう(p.40)

④プレゼンテーションのリハーサルを行います。伝えるべきことを時間内でわかりやすく伝えるための練習になります。リハーサルが足りないと，実際にプレゼンテーションを行う際に緊張して，早口になってしまうことがあります。予防策として，リハーサルの段階で，**ゆっくりと聴き手が十分に聴きとれる大きさの発声**を心がけて何度も練習をしておくとよいでしょう。

⑤質疑に対する回答を考えます。

思い切ってプレゼンテーションしてみよう！

プレゼンテーションを行う時は，以下の内容を心がけて行いましょう。

- リハーサルの時と同様に，聴き手が十分に聴き取れる速さ，大きさで話します。
- 聴き手の反応を観察しながら発表します。原稿を読み上げるような「下を向いたままでの発表」では，相手に十分に伝わりません。
- パワーポイントを効果的に活用します。レジュメを用いる場合は，今，どの内容を話しているかを時おり伝えることも効果的です。時にはアドリブを用いて，聴き手を引き付けることもよいでしょう。
- 設定された発表時間を守るようにしましょう。
- 質疑については適切に対応しましょう。
  - 》見当違いの回答とならないよう，まずは相手の質問内容を確認します。
  - 》「・・・については，〜〜〜です」のように結論がわかるように回答します。
  - 》回答がその場でわからない場合は，「今回は・・・については，わ

かりません。この後に確認したいと考えます」などと，わからないことを正直に伝えることが大切です。

いい聴き手になろう！

　プレゼンテーションは発表者の努力のみでは成り立ちません。聞く側も，発表者の準備時間を敬いながら，双方にとって有意義な時間となるような態度で参加する必要があります。まずは発表者の伝えたいことは何か，集中して聞きましょう。

　プレゼンテーションの後には質問の時間が取られることが多いため，発表内容で面白い，もっと知りたいと思ったことを書き留めておくとよいでしょう。メモは，聞き取れなかった部分，よくわからなかった部分についてでも構いません。

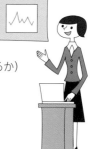

☑CHECK!
プレゼンテーションについて確認しましょう

☐ 十分なリハーサルを行ったか
　（原稿を読むのではなく，スライドを見て話をできるか）

☐ 時間内に収まるか

☐ 質問を受けたときの準備ができているか

第 **3** 章

資料の集め方・読み方

① 情報を集めてみよう

② 文章を読んでみよう

情報を集めてみよう

学校の図書館を利用する

　みなさんの学校にある図書館は，市立図書館などとは蔵書が異なり，看護学や公衆衛生学，医学など，専門領域の書籍が多数所蔵されています。課題レポートや研究を行う時に役立つため，積極的に活用しましょう。

　書籍や資料（文献）を探すには，次の3つの方法があります。

❶ 書架の書籍を確認しながら探す

　開架式（書架に置いている書籍を利用者が自由に閲覧できる方式）の図書館では，書籍はジャンルごとに分類番号順に並べられています。調べたいテーマの分類番号を確認し，その数字のついた書架を探します。関連するテーマの書籍がまとまって並んでいるので，その場で内容を見比べて選ぶことができます。

❷ インターネットを活用して探す

　大学の図書館では，蔵書をデータベース化しており，インターネット上で誰でも検索できるようになっています（OPAC；Online Public Access Catalog といいます）。閉架式（通常は書庫に保管されており，利用者は各図書館に依頼して，書籍，あるいはその複写を取り寄せる方式）の資料も探し出すことができます。見たい資料が決まっている場合，もしくは関連するキーワード，テーマをもとに，対象を広げて探したい場合に役立ちます。書籍以外にも雑誌や，論文を探すことも

表3 代表的なデータベースと取り扱う資料の種類

データベース	取り扱う資料の種類
OPAC (Online Public Access Catalog)	各図書館に所蔵されている書籍，雑誌など
医学中央雑誌（医中誌）	日本の医学系学術雑誌に収載された論文・会議録（文献）
CiNii（サイニイ）	日本の学術雑誌論文・大学等で発行された研究紀要など

＊目的の文献を検索するためのデータベース，書籍を二次文献（二次資料）と呼びます。

可能です（**表3**）。

③ 人的サポートを活用する

　図書館にはレファレンスカウンターという場所があり，図書館職員や司書が書籍の探し方や施設の利用方法を教えてくれます。探している書籍が見つからないとき，検索の方法がわからないときなどに相談してみましょう。

　また，図書館に文献がない場合や二次文献（二次資料）からダウンロードできない場合は，目的の文献を所蔵している図書館から取り寄せることができます。取り寄せ方法や費用については，図書館職員や司書に確認しましょう。

BREAK

図書館の利用ルールは守りましょう

- 複写（コピー）は図書館に申請したうえで，指示に従って行いましょう（個人での複写が禁止されている資料もあります）。
- 借りた書籍の返却期限は守りましょう。
- 借りた書籍を人に貸すこと（また貸し）はやめましょう。
- 借りた書籍に書き込みをしないようにしましょう（付せんを貼ることも，紙にのりが付着するため適切ではありません）。
- 図書館内での飲食や騒いだりすることはやめましょう。

🗒MEMO
ラーニングコモンズ

- -

　ラーニングコモンズは「複数の学生が集まって，電子情報も印刷物も含めたさまざまな資源から得られる情報を用いて議論を進めていく学習スタイルを可能にする"場"を提供するもの。その際，コンピュータ設備や印刷物を提供するだけでなく，それらを使った学生の自学自習を支援する図書館職員によるサービスも提供する」とされています（文部科学省）。

　近年，学生同士での意見交換や自己学修の場として活用できる場所や空間を提供・運営している学校が増えてきています。

　多くの大学では，図書館に設置されており，図書館職員だけでなく，大学院生や若手教員が支援業務を担当して，学生の学修指導を行っている大学もあります。なかには，コーヒーなどの飲み物の販売があるラウンジ風のラーニングコモンズもあります。

インターネットを利用する

　インターネットを利用して情報を得ることも効果的な方法です。しかし，インターネット上には誰でも情報を公開できるため，見つけた情報の信憑性をしっかりと吟味する必要があります。また，公開されている情報が突如として消えてしまう場合があることにも注意が必要です。次のような点をおさえて利用しましょう。

❶ 公開されている情報の信憑性を確認し利用する

　「営利的な情報源ではないか」「科学的な根拠が記載されているか」「情報内容が適宜更新されているか」を確認したうえで，利用します。

② 情報の最終確認時期を明確にする

　得られた情報を出典としてレポートや論文などに利用する際は，最後にその情報にアクセスした年月日を記載します。著者名，発行年，著作物の題名，アドレス（URL），検索年月日について記載しておくとよいでしょう。

例 **医学書院.（2021）. 2020 年度保助看国家試験合格発表.**
週刊医学界新聞 3418 号.
https://www.igaku-shoin.co.jp/application/files/2016/1855/
6687/3418.pdf ［2021.9.29 最終アクセス］

③ 情報リテラシーを身につけたうえで活用する

　情報リテラシーとは「情報の性質をよく知ったうえで，必要な情報を探し出し，理解し，活用できる能力」（中山，2012）です。情報の受け手として，得た情報を適切に評価すること，また，情報を用いて発信する場合には，受け手に正しく伝わることを心がけましょう。

（2）

文章を読んでみよう

文章を読むための 2 つのポイント

　多くの書籍や論文を読むことが，学修の基本となります。しかし，ただ読むだけなく，文章内容を理解して読むことが大切です。そのためのポイントには，以下の2点があります。

❶ 効率よく文章の内容を理解する
❷ 必要な事項をノートにまとめる

❶ 効率よく文章の内容を理解する

　みなさんは，文章の大切な箇所に蛍光ペンなどで線を引いた経験があると思います。これは，内容を理解しながら線を引いていくので，文章の読み方としてよい方法です。しかし，時間が経過してから見直しをすると，どうしてその部分を「大切な箇所」としたのか，あるいは「疑問が生じた箇所」として線を引いたのか，曖昧になる可能性があります。ここでは，さらに簡便で効果的な線の引き方を紹介します。

　まずは，4種類のペンを準備します。蛍光ペンの色により，「大切な箇所」「疑問が生じた箇所」「上昇や増加などポジティブなデータや事実を述べた箇所」「低下や減少などネガティブなデータや事実を述べた箇所」を分けて線を引きます（**図5**）。この方法（色分け確認法）を実践することで，時間が経過してから見直しても，どのようなことで線を引いたのか，またその理由について確認することが可能です。

　本研究は，訪問看護師がフィジカルアセスメント能力を修得・向上できる研修会を開催するための条件を明らかにするため，A 県内の訪問看護ステーションに勤務する 161 名の看護師を対象に郵送法で質問紙調査を実施した．80 名（回収率 49.7%）から返信があり，質問紙の回答者の背景に複数未記入があったものを除き，76 名を分析対象とした．その結果，研修会の形態希望は講義（69.7%），モデル・シミュレターの演習（72.4%）であった．研修時間は 2 時間（30.3%），3 時間（21.1%）の順で多く，開催回数は 2～3 回（85.5%），開催期間は 3ヶ月以内（44.7%）が最も多かった．希望の曜日は，平日の午前および午後については，附属施設が午前（20.8%），午後（41.1%）に比べ，単独施設では午前（5.5%），午後（2.7%）と低かった．日曜日の開催希望は，単独施設が 66.7%に対して．附属施設は 38.5%であった．施設の設置主体と開催の希望曜日の「平日の午前」「平日の午後」「日曜日」に有意差を認めた．「平日の午前」「平日の午後」を希望する者が附属施設に所属で，「日曜日」を希望する者が単独施設で有意に多かった．会場までの移動時間は 60 分以内（68.4%）であった．この条件を満たした研修会を計画することが望ましい．さらに効果的な内容にするためには，参加予定者に希望内容を確認して計画することが必要である．

図5 色分け確認法の例
　■■ 大切な箇所　　■■ 疑問が生じた箇所　　■■ ポジティブなデータ　　■■ ネガティブなデータ
　—— ポジティブやネガティブデータが含まれる重要な文章は，■■ 大切な箇所と同じ色で下線を引きます。

〔藤井徹也，山口直己，栗田愛，佐藤美紀，西尾亜理砂，長谷川小眞子，箕浦哲嗣，酒井一由，中山和弘，篠崎惠美子.（2020）．A 県の訪問看護師が希望するフィジカルアセスメント研修会の実施方法に関する調査．豊橋創造大学紀要, 24, 39-50.（抄録・本文）を一部転載し使用〕

❷ 必要な事項をノートにまとめる

　❶で線を引いた部分のうち，特に「大切な箇所」「疑問が生じた箇所」をノートにまとめます。ノートにまとめる際にも，3～4 色のボールペンで色分けをすると，頭に残りやすいと思います。「疑問が生じた箇所」は，他の文献や資料を参照してその疑問が解決できれば，都度修正します。

　続いて，書籍や論文など，文章の種類に応じた読み方を紹介します。

書籍の読み方

　書籍の内容を参考にする際は，その書籍の活用の仕方によって読み方も異なります。大きくは以下の３つに分けられます。

❶ 全文を参考にする（全文型）
❷ 目的の章など一部を参考にする（目的型）
❸ 書籍の参考文献を活用する（発展型）

❶ 全文型

　書籍全体を参考にしたい場合は，すべてのページを読むことになります。章や節など，一定のまとまりごとにノートなどにまとめていくとよいでしょう。前述した「色分け確認法」などを用いると，内容を理解しやすくなります。レポート課題として特定の書籍が指定された場合も，この手法が役立ちます。

➡ レポート作成の５つのステップ (p.63)

❷ 目的型

　自分が参考にしたい章，項目を目次や索引[*]で調べ，該当箇所のみを読みます。この場合も，読んだ内容をまとめることが大切です。

❸ 発展型

　❶または**❷**を実践しながら，さらに書籍の文献リストで必要な参考文献を調べて読む方法です。この場合，参考にする文献は，必ず手元に取り寄せ，自分自身で内容を確認します。

■ WORD

索引　ヨミ［サクイン］

索引とは，用語から記載のページを探すために用いる一覧です。通常は書籍の最後に五十音順で並べられています。

論文の読み方

　論文は，学会や大学・専門学校，病院，出版社などから発刊される雑誌に掲載されます。速報性を活かし，Web版としてインターネット上で公開される論文（「オンラインジャーナル」といいます）もあります。

　論文は，基本的に雑誌の発刊元の査読*を受けてから掲載されます。ただし，論文に記載されている内容を参考にするかどうかの判断は，活用する学生のみなさんに委ねられます。論文の質を見分け，参考とする論文が適切であるか，判断しながら読む必要があるのです。

　適切に論文を読むことによって，次のような能力を身につけることができます。

①研究手法が身につく
②論理的な考え方が身につく
③科学的な視点が身につく
④研究の実践力が身につく

📋 MEMO

査読

　査読とは，投稿された学術論文を専門家（査読者と呼ばれます）が読み，その内容を査定することです。査読の結果は論文の著者に戻されます。査読者からの指摘がある場合は，指摘に基づき修正した後，投稿先へ再度送ります。このやり取りを行い，査読者から「雑誌への掲載が可能」と判断されると雑誌に掲載されます。

　雑誌によって，1度の査読で掲載が可能になる場合と，複数回の査読が行われる場合があります。

論文を読むときの主な視点を次に示します。

- **資料とする論文を絞り込む**：要約や抄録を確認し，手元に取り寄せるかどうかを判断します。自分が参考にしたい内容であるか判断することで，大量の資料からある程度の数を絞ります。

- **集めた論文の「目的」と「結論」を確認する**：「目的」に対応する「結論」が述べられていなければ，論文内容の一貫性（論旨の一貫性）がありませんので，参考論文とすることは難しくなります。

- **研究課題（研究テーマ）を確認する**：論文の内容を反映しているかを判断します。

- **「はじめに」「序文（序論）」を確認する**：「文献検討が十分であるか」「リサーチクエスチョン（研究を行うときの「解決すべき論点」）が明確であるか」を確認します。

- **目的を確認する**：「リサーチクエスチョンを解決するための内容であるか」「内容が明確であるか」を確認します。

- **研究方法を確認する**：「デザインが記載されているか」「目的を達成できる内容か」「対象は適切か（対象の条件や数など）」「実施内容が適切か（データ収集方法，環境，調査内容，質問紙の配布方法・回収方法・回収率，面接方法，スーパーバイザーの有無など）」「分析方法が適切であるか（統計の方法，カテゴリー化の方法など）」「用語の定義は適切であるか（内容が理解しやすいか）」を確認します。

- **倫理的配慮を確認する**：「倫理審査委員会の承認の有無」「匿名性の保持の有無」「研究への参加の拒否・中断の権利の有無」「不利益を被った場合の対応の有無」などを確認します。

- **結果を確認する**：「目的に一致した内容であるか」「内容の信頼性・妥当性が確保されているか」「順序立てはよいか」「客観的な内容であるか（量的研究の際，"約，だいたい，およ

そ”といった表現は客観性が低い）」「結果に解釈が入ってい
ないか」「図表を効果的に使用しているか」を確認します。

- **考察を確認する**：「結果に基づいた内容か」「文献が効果的に
活用されているか」「目的・仮説に関連した内容か」「研究の
限界を述べているか」を確認します。

- **結論を確認する**：「目的に対応しているか」「簡潔な内容であ
るか」について確認します。

- **文献を確認する**：「文献番号と内容が一致しているか」を確
認します。

- **要約・抄録を確認する**：「研究の全体が理解できるか」「正し
い文法や単語が用いられているか」「和文内容と英文内容が
一致しているか」を確認します。

- **文章表現を確認する**：「誤字・脱字の有無」「主語と述語が明
記されているか」を確認します。

　以上のような視点で論文を読むことを「クリティーク」とい
います。クリティークを行う際は，上記の視点を参考に評価表
を作成し（**図6**），参考文献として活用できるか判断するとよい
でしょう。

論文タイトル	
①タイトル	○
②はじめに	×
	○
	○

○の数と，重視する項目が満たされ
ているかどうかで，参考文献として
活用できるかどうかを判断しましょう

図6 論文の検討

📝 MEMO
論文の構造

　論文の構造を知っておくと，読むときだけでなく，自分で論文を書く際にも役立ちます。

1 キーワード： キーワードは，その名のとおり論文内容を示す「『キー』となる言葉」です。つまり，論文で①どのような分野の研究を行い，②どのようなことを解決し，③どのような結果を得たか，などを端的に表す言葉が示されます。キーワードは，分野のように大きく捉える言葉と，具体的な内容を示す言葉の両方が存在します。論文では通常，具体的な内容を示す言葉から順に並んでいます。

2 著者の並び順： 複数の研究者で行った研究の場合は，論文にも複数の著者が記載されます。著者の順番も重要になります。

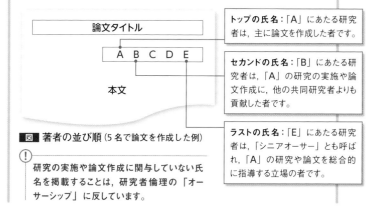

図 著者の並び順（5名で論文を作成した例）

トップの氏名：「A」にあたる研究者は，主に論文を作成した者です。

セカンドの氏名：「B」にあたる研究者は，「A」の研究の実施や論文作成に，他の共同研究者よりも貢献した者です。

ラストの氏名：「E」にあたる研究者は，「シニアオーサー」とも呼ばれ，「A」の研究や論文を総合的に指導する立場の者です。

(!) 研究の実施や論文作成に関与していない氏名を掲載することは，研究者倫理の「オーサーシップ」に反しています。

☑CHECK!
文章の読み方のポイントを振り返りましょう

☐ 文章の内容を効率的に理解する

☐ 読んだ内容をノートやカードにまとめる

第 4 章

レポートはこれで書ける！

① レポートとは

② レポート作成の５つのステップ

③ 気をつけておきたい
コピー＆ペースト・著作権

レポートとは

　各科目の課題として，レポート（report）の提出が求められることがあります。科目によっては試験を行わず，レポートによる評価で成績が決まることもあります。

　ここで大切なことは，感想文や論文とレポートの違いを理解することです。感想文は，自分の思いや感想を自由な形で伝えるものです。論文は，決まったテーマについて，調査・研究した内容を学問的にまとめたり（学術論文），入試などで出された課題について，根拠や理由とともに自分の主張や意見を述べたりするもの（小論文）などを指します（**表4**）。

　一方，レポートは，自らが設定あるいは指定されたテーマに関連する書籍（テキスト）や学術論文，新聞記事，インターネットなどの資料（文献）を集め，熟読し，そこから得られた事実をもとに，自分の意見や主張を加えてまとめるものです。特に，前述した感想文との違いを理解することが重要です。

　また，授業の課題として出されるレポートや実習レポートなどは，学術的文章で書くことが大切です。学術的文章を書くことをアカデミック・ライティングと呼び，看護職をはじめとした専門職にとって必要な能力です。

作成するレポートの種類を確認する

　レポート作成には，まず，どのようなレポートを求められているのかを理解する必要があります。科目の特徴や学修進度，

表4 主な文章の種類

種類	内容
論　文	学術論文，論説文，就職試験・入試における小論文など
感想文	随筆（自分の見聞などを自由な形式で書いた文章），読書・芸術鑑賞・旅行などの感想文・体験記　など
文学的な文章	小説，詩，紀行文（旅行中の行動・感想を行程に沿って記載した文章）など
実用的な文章	役所・企業から発せられる文章　など

表5 さまざまなレポートの種類

種類	具体的な例
読書レポート	事前に特定の書籍またはテーマが提示され，該当の書籍，あるいは学生自らが探した書籍を熟読し，その内容をまとめるもの。書籍の要約のまとめ，授業内容と関連させたまとめ，学生自身の考えを加えたまとめなど，求められる内容（目的）によって構成は異なる
学修レポート	授業や読書などにより，知り得た知識をまとめるもの
調査レポート	特定のテーマを自らが調査（追究）することにより，新しい事実を発見し，その事実の分析を加えてまとめるもの

　教員の考えなどによって「レポートに求められている内容」が異なるからです（**表5**）。

　もし，提示された（求められた）内容が理解できなければ，教員に必ず確認するようにしましょう。あわせて，提示された記述の様式やレポートの分量についても確認します。

☑CHECK!
課題が提示されたら，まずは作成するレポートの種類を確認しましょう。

📝 MEMO

アカデミック・ライティング

　アカデミック・ライティング（academic writing）とは，学術的な文章を書く技術や学術的に書かれた文章のことを指します。例えば，レポート，卒業研究論文，修士論文，博士論文，学術論文などがあげられます。アカデミック・ライティングでは，以下の2つのことが特に大切になります。

1 わかりやすい文章：アカデミック・ライティングでは，専門的な内容を論じたり，結論・正解が示されていない問いについて論じるため，自分の考えを整理してから書くことが大切です。整理して書くことで内容が正確に伝わります。

2 客観的・科学的な文章：先行研究や文献，データなどを根拠として，自分の主張を述べる必要性があります。

　看護職をめざす学生のみなさんにはぜひ獲得してほしい，重要な能力です。

レポート作成の5つのステップ

　では，どうやってレポートを書けばよいのでしょうか？「客観的な事実に基づいて考えを述べる」といっても，どのように作成すればよいのか不安を感じてはいませんか？　大丈夫！　基本的なステップをおさえれば，レポートはだれにでも書くことができます。

　レポート作成は，次の5つのステップで進めていきます。
① テーマを決定する
② テーマに関連する資料（文献）を調べ，収集する
③ 集めた資料（文献）がレポートに活用できるか熟読し，資料（文献）をまとめる
④ 文章の構成を考える
⑤ レポートを作成する（執筆と推敲：文章を書くことと文章を練る，書き直すこと）

テーマを決定する

　テーマは，教員から提示される場合と，学生自らが興味・関心のある内容で決める場合があります。
　教員から提示される場合は，具体的なテーマと幅広いテーマがあります。例えば「看護職と他の医療職種における男女共同参画の比較」「日本とアメリカでの看護教育における大学教育の比較」は具体的なテーマであり，どのようなことをどのよう

に捉えてレポートを作成すればよいかがわかります。前者であれば「男女共同参画」を「看護職と他の医療職種」で「比較」することで特徴などをまとめる，というようにです。

　一方，「小児看護学とは」「日本の病院の特徴」「ヒューマンエラー」など，幅広いテーマが提示される場合もあります。この場合，教員は，学生がどのような点に注目しているか，どのような内容を学べたかを確認したいと考えています。幅広いテーマを提示された場合には，学生自ら，より具体的なテーマ（例えば，「○○症の子どもを持つ母親の不安」「病院の開設者からみたわが国の病院の特徴」「医療事故につながるヒューマンエラー」など）へと絞り込む必要があります。科目の途中や終了時に示された課題の場合は，それまでの授業でどのようなことを学んだかも考慮し，テーマを決定する必要があります。

　学生自らがテーマを決定する場合は，自らの興味・関心から考えることになります。学修レポートなのか，調査レポートなのかを確認したうえで，テーマを考えます。レポート作成が可能なテーマかどうかを見極めて，十分に絞り込みを行いましょう。テーマが幅広いとその分，調べる内容も広くなり，自分の主張をまとめるのにも時間が必要となります。レポート課題の提出期限や分量，その他の環境（パソコンやプリンターを用いる場合はその操作にかかる時間，他の科目の課題，国家試験勉強など）も考えながら取り組むことが大切です。

📓MEMO

テーマの絞り込み

　調査レポート（研究論文）のテーマは，下記の条件を満たすかどうかを考え，絞り込んでいくとよいでしょう。

- そのテーマは実証できるか
- 必要な資料は存在するか
- すでに公表されていないか
- テーマは大きすぎないか
- 予測可能か

テーマに関連する資料（文献）を調べ，収集する

　レポートのテーマが決まったら，関連する資料（文献）を収集します。➡第3章 資料の集め方・読み方(p.47)

　ここで大切なことは，収集した情報を大まかに把握し，それらがレポートを作成するための情報として必要かどうかを判断することです。下記の方法を用いると判断がしやすくなります。

① 論文の場合

　抄録・要旨・概要，研究の目的，結論を確認します。抄録・要旨・概要からレポートのテーマとの関連性を確認します。関連があり活用できると考えた場合は，続いて研究の目的と結論が一致しているかを確認します。両者が一致していれば，論文として主張に一貫性があると捉えることができるため，資料（文献）として収集しましょう。論文の読み方については，p.55を参考にしてください。

❷ 書籍の場合

　必要な章や箇所を確認します。前述した書籍の読み方(p.54)のうち，目的型を用いて確認します。レポートのテーマに関連していれば，情報として収集します。調査レポートの場合は，今後に活用できる情報かどうか，あるいは，分析が必要な情報かについても判断し収集します。

❸ インターネットの場合

　インターネットの情報は，提供先を確認することが大切です(p.50)。まずは，公の機関からの情報であるか，最新の情報であるかを確認します。その後，内容を確認して，テーマに関連していれば情報として収集します。

　調査レポートの場合は，これらの情報を「諸言」「背景」「はじめに」の執筆で活用できます。URL および確認した日時も記録するようにしましょう。学会などから電子版で配信されている論文は，URL でなく，学会誌名などを記載しましょう。

資料（文献）を熟読し，内容をまとめる

　集めた資料（文献）をレポート作成に活かすためには，どのように活用できるか，自身でまとめることが必要になります。つまり，自分自身の要約を作成します。この要約は，文章の読み方(p.52)で紹介したように，蛍光ペンなどで線を引いた箇所を，記載されたページ数，行とともに写す方法でも構いません。作成した要約は，印刷して論文や書籍のコピーに付けておきましょう。

　要約作成は，特に調査レポートを作成する際に役立ちます。調査する期間が必要となるため，一定の時間が過ぎてから，改めて資料（文献）を確認することになります。このときに自分自身の要約を確認することで内容を思い出し，時間の短縮につながるため効果的です。

📓 MEMO
卒業論文・卒業研究のテーマ探しは「今」から！

　レポート作成のノウハウを知っておくと，卒業論文や学位論文，大学院などで執筆する学術論文，臨床での報告書や研究論文作成の際にも応用することができます。いずれも，「テーマの決定→資料（文献）の収集・整理→構成の検討→執筆・推敲」という流れは変わりません。文章の構成は，基本的に調査レポートと同じだと考えてよいでしょう。

　卒業論文（卒業研究）は，テーマを決定することがもっとも大きな山場といえるかもしれません。「あなたが持っている臨床疑問をテーマにしましょう」といわれることが多くありますが，それには，日頃から疑問や興味・関心を持って能動的に学修することが大切です。初年次の授業内容からも，テーマを考えることは可能です。研究を始める年次からテーマを探し始める必要はありません。ぜひ，今日から「興味」「関心」を持った内容を書きとめておきましょう！

🖊 **興味・関心を持った内容**

　卒業研究のテーマのヒントになるよう，「興味」「関心」を持った内容を日頃から書き留めましょう。

学年	学期	「興味」「関心」を持った内容
＿＿年次	＿＿セメスター（前期）	
	＿＿セメスター（後期）	
＿＿年次	＿＿セメスター（前期）	
	＿＿セメスター（後期）	

文章の構成を考える

　レポートの文章の構成は，どのようにすれば読み手(教員や学生，研究者)に理解しやすく伝えることができるかという視点で考えていきます。レポートの文章の構成を考えることを「章立てをする」ともいうように，構成要素ごとに大きな段落(章)となることを意識します。

　読書レポート・学修レポートと調査レポートには構成に若干の違いがあります。読書レポート・学修レポートでは，①「はじめに(序文)」，②「テーマに沿った関連知識」，③「①および②について意見を述べる」，④「むすび(結論)」，⑤「引用・参考文献」の順に構成されます(**図7**)。必要な場合は，図表も用います。

　調査レポートは，「背景」「文献検討」「目的」「方法」「結果」「考察」「結論」「引用・参考文献」といった要素で構成されます。場合によっては「目次」や「謝辞」などもそこに加わります。各大学や専門学校，学会によって執筆の形式には違いがあるため，提出先から指定された形式に沿って構成を考えます。

レポートを作成する（執筆と推敲）

　いよいよレポートの作成です。先に考えておいた構成に沿って，執筆を進めていきます。文章は，書いている途中，書きあげた後も何度か見直して，誤字や脱字，文章の表現方法や文脈について確認を行います。書き終えた後，少し時間を空けて読み返すと，思いもよらなかった間違いに気がつくこともあります。

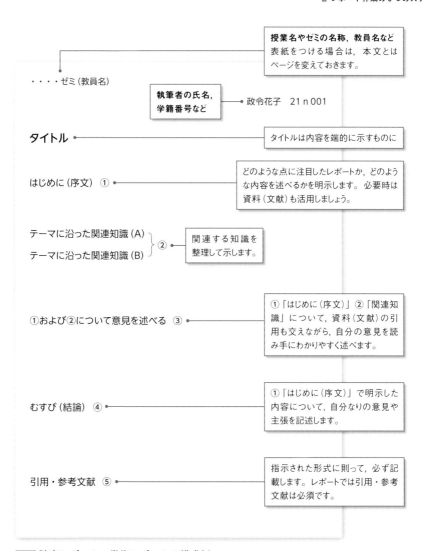

・・・・ゼミ（教員名）

> 授業名やゼミの名称，教員名など
> 表紙をつける場合は，本文とは
> ページを変えておきます。

| 執筆者の氏名，学籍番号など |
→ 政令花子　21ｎ001

タイトル ←

> タイトルは内容を端的に示すものに

はじめに（序文）①

> どのような点に注目したレポートか，どのような内容を述べるかを明示します。必要時は資料（文献）も活用しましょう。

テーマに沿った関連知識（A）
テーマに沿った関連知識（B）　②

> 関連する知識を整理して示します。

①および②について意見を述べる　③

> ①「はじめに（序文）」②「関連知識」について，資料（文献）の引用も交えながら，自分の意見を読み手にわかりやすく述べます。

むすび（結論）　④

> ①「はじめに（序文）」で明示した内容について，自分なりの意見や主張を記述します。

引用・参考文献　⑤

> 指示された形式に則って，必ず記載します。レポートでは引用・参考文献は必須です。

図7 読書レポート・学修レポートの構成例

　現在は，ほとんどの大学や専門学校で，パソコンによるレポート作成を許可しています。パソコンでの作成は，文章の書き直しがしやすく便利ですが，保存を確実に行いましょう。データがパソコン内のどこに保管されているかを確認し，常に最新のデータの所在を明らかにしておきます。書き換えた場合，古いデータを残しておく場合には，どれが最新の内容かがわかるよう，保存するファイル名を変えるなどの工夫をしておきましょう。

　万が一，データが紛失したり，パソコンの不具合でデータが開けなくなったりしたときに対応できるよう，こまめにバックアップをとっておくことも大切です。提出日や提出時間が迫ってきたときにデータが見当たらないことがないよう，慎重に管理しましょう。本章の冒頭でも述べましたが，レポートにより成績が評価される科目もあります。期限内に完成できるよう，余裕をもってそれぞれのステップを進めていくことをおすすめします。

　表紙を作成するよう指示がある場合は，表紙に記載する内容にもれがないかを提出前に再度確認しておきましょう。

!　提出期限は，相当の事情がない限り，
　原則として延長は行われません。

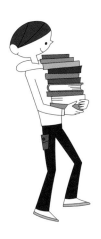

レポートの書き方のコツ

　レポートの文章には，書き方にちょっとしたコツがあります。

- レポートの文章は，「である」調（語尾を「…である」と結ぶ文体）で作成します。本書のような「…です」「…ます」調（話し言葉に近い，ていねいな文体）は，レポートでは使用しません。

- 読点（,）や句点（。.），括弧（「　」・『　　』・〔　　〕）などは適切に使用します。括弧の種類にはいくつかありますが，1つのレポート内では統一させておきましょう。また，かぎ括弧（「　　」）は他者の意見や，論文や書籍からの文章を引用するときに使用すると，読み手が理解しやすくなります。

- 自分の考え・意見を述べるときには，「筆者」を使用します。
  - 例 ✕「私は（僕は），……と考える」
  - 　〇「筆者は，……と考える」

- わかりやすく，はっきりした文章とするために，1文を短くすることを意識します。冗長（文章や話に無駄な部分が多く，長いこと）にならないよう，簡潔な表現にします。

- 敬称，敬語は使用しません。「～先生」は，「～氏」あるいは敬称をつけない氏名のみで示します。
  - 例 「山田らの行った研究では……」

　上記のようなコツに加えて，「文章構成を考える」でも述べたように「段落（paragraph）」を考えて文章を組み立てることも大切です。同様の内容の文章はまとめて，1つの段落を作成します。段落をつくることで，文章の主旨が明確になり，論述に変化が生まれます。

文章力の7つの要素

　みなさんもきっと，上手な文章が書けるようになりたい，文章力を身につけたいと考えていると思います。さて，この「文章力」とは，どのような力でしょうか？　阿部(2015)は，「文章力のある人は，考える達人」であると述べ，「文章力」について次のように定義しています。

「文章力」は次の7つの要素からなる力です。
- ①よいテーマを見つける「着想力」
- ②テーマに関わるさまざまな事柄に連想を広げる「連想力」
- ③その中で書くべきことを見極める「優先順位の判断力」
- ④書くべきことを「構造的に把握する力」(言いたいことをバラバラに並べるのでなく，相互関係がわかるように書くこと)
- ⑤そこに自分独自の考えを加える「創造力，独創力」
- ⑥読み手の立場，心情，知識レベルなどを理解する「人間理解力」
- ⑦読み手に伝わる簡潔・明瞭な言葉で表現する「言語表現力」

　このうち①〜⑤の要素は，いわば「自分の考えを組み立てる力」です。ここに文章力の根幹があります。そこに，⑥「相手の身になって感じたり考えたりする想像力」⑦「的確な言語表現力」が加わったものが，文章力なのです。

〔阿部紘久.(2015). 文章力の基本の基本―分かりやすく書くための33の大切なヒント(p.14). 日本実業出版社. より引用〕

☕ BREAK

文章力の大切さ

　読み手にわかりやすいレポートを書くには，どのような工夫をするとよいでしょうか。ここで少し，文章の読み比べをしてみましょう。

1 文の中にある，主語・述語の確認

　実習で得たものは，これまでよりも患者との関係性の楽しさを知った。

　なんだか違和感のある文章ですね。主語（実習で得たもの?）と述語（知った?）が噛み合っていません。このような場合は，主語もしくは述語のどちらかを変更してみましょう。

　➡**実習で得たものは，これまでよりも患者との関係性の楽しさを知ったことであった。**

自信を持って言い切る表現

　A病院で著名なのは，緩和病棟のN先生であると考えられる。

　論文や書籍でときおり見かける表現ですが，読み手として，どのように受け取りますか。著名かどうか，筆者はきちんと調べていないのだろうか，と，少々頼りない気持ちになってしまいますね。

　➡**A病院で著名なのは，緩和病棟のN先生である。**

　読み手としては最初の文章よりも納得できます。事実は言い切ったほうが，説得力のある文章表現となります。

気をつけておきたい
コピー＆ペースト・著作権

レポート執筆で避けて通れないのが「引用」

　レポートの作成では，自身の主張・意見を補強・批評するために，他人の文章を引用したり，参考にしたりする必要があります。ただし，著者が作成した文章や図表，作品など（総称として，「著作物」と呼びます）は，著作権法によって保護されています。引用や参考を行う際には，規則に沿って，規定された範囲を超えないように注意する必要があります。

　「引用」は，著作権法第32条に規定されています（**表6**）。

　引用の際は，下記のルールを必ず守らなければなりません。
◉引用する著作物は，すでに公表されていること

　例えば，知り合いの学生などがこれから公表しようとしているレポート内容などは，引用できません。

表6 著作権法での引用の規定（抜粋）

第三十二条	公表された著作物は，引用して利用することができる。この場合において，その引用は，公正な慣行に合致するものであり，かつ，報道，批評，研究その他の引用の目的上正当な範囲内で行なわれるものでなければならない。
2	国若しくは地方公共団体の機関，独立行政法人又は地方独立行政法人が一般に周知させることを目的として作成し，その著作の名義の下に公表する広報資料，調査統計資料，報告書その他これらに類する著作物は，説明の材料として新聞紙，雑誌その他の刊行物に転載することができる。ただし，これを禁止する旨の表示がある場合は，この限りでない。

⊙ **引用する必然性があること**

　自分のレポート内容を補強・批評する目的で，他人の著作物を使用する必然性がある場合に限られます。

⊙ **引用する部分を明確に示すこと**

　文章のどの部分が引用した箇所かがわかるように「　　」などで示すとわかりやすくなります。

⊙ **原形を保持して示すこと**

　著作者には，他人に勝手に内容を変更されない「同一性保持権」があります。引用の際は原形を保持することが基本です。勝手に表現や表記を変えてはいけません。

⊙ **出典を記載すること**

　どの書籍・論文などから引用されたものか，出典をわかりやすく示す必要があります。インターネットからの情報の場合は，記述があったページの URL と確認した日時も明示する必要があります。

引用文献記載方法

　文献を引用する場合は，本文中の引用該当箇所を示すことと，引用したものは必ず文末の文献リストに記載する必要があります。アメリカ心理学会（APA；American Psychological Association）の学術雑誌における記載例（一部抜粋）を紹介します。なお，レポートや論文を作成する際に文献記載方法に指示がある場合は，その指示に従ってください。

① 本文中の示し方

　本文中の引用該当箇所には，**著者，発行年次方式**を用います。

例 **藤井（2020）は殿部への筋肉内注射について……と述べている。一方，上肢への筋肉内注射については，……と述べられている（愛知，東海，2015）。また，山川ら（2010）は，皮下注射の安全な部位を……と報告している。**

- 著者が3人以上の場合は，「山川ら（2015）は……」「……と述べている（山川他，2015）.」のように第一著者名だけを引用して「ら」「他」と記載します。

- 複数の文献からの引用では，「藤井（2020）と山川ら（2015）は……」のように記載し，文末の場合は，「……と述べている（藤井，2015；山川ら，（2015）.」と記載します。

  ＊文献と文献の間は，セミコロン（；）で区切ります。

- 同一の著者の文献を複数引用する場合は，「藤井（2015，2020）は……」のように記載し，文末の場合は，「……と述べている（藤井，2015，2020）.」と記載します。

  ＊同一著者の同じ発行年の文献の場合は，「……と述べている（藤井，2015a，2015b）」のように，発行年の後にa,bのようにアルファベットを記載して区別します。

❷ 文献リスト

　筆頭著者の姓のアルファベット順に記載します。同一著者の場合は，発行年に関係なく単著を先に記載します。英文の場合も姓（Family Name）から記載します。

● 雑誌の場合

　著者名．（発行年）．論文題名．雑誌名，巻数（号数），開始頁－終了頁．の順に記載します。

例 ・藤井徹也．（2020）．看護技術としてのコミュニケーションスキルを指導する．看護教育，61（1），6-12.

　・Imai, M., Kuwahara, Y., Hirai, M., Nishimura, R., Nishimura, N., Shimizu, Y., Fujii, T. & , Iwase, S.（2015）.

Effects of defecation strain at various bed reclining angles on intrarectal pressure and cardiovascular responses. *Nursing Research*, *64*(6), 413-421.

＊2人以上の著者がいる場合は，20名までの著者名を記載します。21名以上の場合は，記載法方法が異なります。

◉書籍の場合

1人の著者による書籍を引用する場合，著者名．（発行年）．書名（版数）．発行所．の順に記載します。

例 藤井徹也．（2021）．看護学生スタートブック（第2版）．医学書院．

2人以上の著者による編集書籍の場合，引用する章の著者名．（発行年）．章の題名．編者名（編），書名（pp.引用した章の範囲）．発行所．の順に記載します。

例 佐藤好恵．（2012）．注射②筋肉内注射（殿部）．藤井徹也，佐藤道子（編），看護学生のための看護技術よくわかるBOOK（pp.90-95）．メヂカルフレンド社．

📝 MEMO

First Name と Last Name

　日本名では，First Name が名前で，Last Name が姓（名字）になります。また，Last Name は，Family Name や Surname とも呼ばれます。

例 藤井徹也の場合は，First Name は徹也，Last Name が藤井

　論文や書籍の表紙では，First Name, Last Name の順に記載します。書籍の文献リストの場合は，版籍の著者名の表示に揃えて記載します。

　また，日本名では漢字の読みは注意が必要です。「二村」の場合は，「Futamura」「Nimura」と呼び名が違うため，確認をすることが必要です。

「転載」するには手続きが必要

　引用の範囲を超えて，既存の出版物などから文章・図表などを掲載することを転載と呼びます。転載する場合は，著作物の著作権者〔著作権（著作財産権）を有する者，あるいは譲り受けた者〕から承諾を得なくてはなりません。まずは対象の著作物を発行している出版社，学会などに問い合わせましょう。改変しての転載や翻訳書の転載の場合にも，同様の手続きが必要です。

　なお，レポートを書く際，書籍や雑誌の必要な部分を複写（コピー）することがあります。その際にも下記のようなルールを守る必要があります。

✕ 書籍の1冊全部，または半分以上の複写
✕ 雑誌の1冊全部の複写
✕ 著作物が公表されていない場合の複写

NG

☑CHECK!
レポートを書くポイントをおさえましょう

　　□ テーマの決定
　　□ 資料の収集
　　□ 資料の整理・要約
　　□ 文章構成の検討
　　□ 執筆と推敲
　　□ 著作権への配慮

定期試験が始まった！

1 定期試験の学修方法

　高校までの中間・学期末試験は授業内容からの出題が多く，授業の復習をして覚えることが中心だったと思います。大学・専門学校では，新しい知識を覚えることも大切ですが，複数の知識を組み合わせた「記述」によって，自らの考えや意見を求められる試験科目もあります。このような定期試験に向けての学修方法を下記に紹介します。

- まず，毎回の講義内容をまとめたノートをじっくりと見直します（p.37）。テキストや配布資料もあわせて見直しましょう。
- 同級生同士で学んだ内容を互いに説明し合うと，理解が曖昧な部分を見つけ出すことができます。曖昧な部分は，科目の担当教員へ質問するなどして，正確な内容を確認することが大切です。科目によっては，複数の教員で1科目を担当することがあります。どの教員に確認すればよいかわからない場合は，科目責任者の教員に確認しましょう。
- 科目間の関連も意識して学修することが大切です。例えば，成人看護学など専門科目の試験では，単一の科目だけでなく，解剖・生理学や病態学など，複数の科目の知識が必要となります。
- 先輩からもらった過去の定期試験の問題（過去問）を確認して，その解答を丸覚えする方法は，学力を向上させることにつながらず，おすすめできません。国家試験や卒後の臨床につながる知識を修得することもできません。
- 多くの大学や看護学校が，60点以上で合格としています。しかし，専門職をめざすみなさんは，知識に不足や偏りがあってはなりませ

ん。どのような問題にも，確実に解答ができることを目標に学修しましょう。

⚠ ラーニングコモンズで，先輩や教員が学修方法を指導してくれることもあります。学内にある場合は，相談してみましょう。　➡ 情報を集めてみよう (p.50)

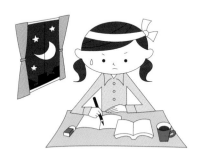

📝 MEMO

教員へメールを送るときの注意事項

　教員へメールを送るときには，送り主，用件が正確に伝わるように一定のルールを守る必要があります。友人同士のメールや SNS（LINE など）とは違いますので注意しましょう。

- 下記の項目は必ず記載します。
  1) 件名，2) 宛名，3) 差出人 (学籍番号・氏名)
- 内容は簡潔に，適切な表現で書きます。
- 面談の予約の場合，自己都合による日時指定はよくありません。オフィスアワー*や教員が調整可能な時間を確認することが大切です。
- メール本文の後に，署名 (差出人の氏名と所属，連絡先などをまとめたもの) を記載することも大切です。
- 教員からのメールに対しては，期日までに必ず返信することが大切です。
- 教員からのメールには，ファイルが添付されている場合がありますので，必ず確認しましょう。

＊オフィスアワーとは，教員が学生の質問や相談を受けられるように研究室などにいる時間帯のことです。

演習の技術試験に大切な
セルフトレーニング

　看護教育では，知識の修得だけでなく，技術の修得も重要です。患者さんへ安全な援助を提供するために，確実な技術を修得しておく必要があるからです。援助行為の1つひとつの根拠の理解と，手技の修得度を確認するのが，演習科目の技術試験です。

　演習で学修する援助内容は，既修の内容を活用し，その技術に積み上げる形で行うことがあります。例えば，「感染予防」の演習を行った後に「導尿」の演習を受講する場合には，「感染予防」に関する技術が確実に修得できていなければ成り立ちません。加えて，演習の回を重ねるたびに，援助内容の巧緻性（こうちせい）も増していきます。

　確実な技術を修得するためには，日頃からのトレーニングが重要です。時間数の制限など，演習時間内に全員が手技を行うことができない場合もあるため，時間外のセルフトレーニングが必要となります（**図8**）。

　ここでは，技術試験前を想定した効率的なセルフトレーニングのポイントを紹介します。

• 技術試験でのチェックポイントを確認します。演習中に伝えられた手技の根拠や配布された手技のチェックリストを活用します。実施する内容は，同級生に客観的な視点で指摘をしてもらいましょう。できるだけ多くの人に確認をしてもらうとよいでしょう。

• 技術項目の多くは，必要物品の関係から演習室などでしかできません。試験直前になると演習室や物品が使用できなくなる場合もあり

ます。事前に日程調整して，計画的に練習しましょう。

- 学生同士での確認で迷った部分は，科目責任者の教員または単元担当の教員に必ず確認しましょう。
- 技術試験は個別に受験するため，緊張して思うように動けなくなることもあります。十分な練習量を積み，自信を持って臨むことが大切です。
- 患者さんへ安全な技術を提供するためには，完璧な技術でなければなりません。技術試験では満点を得ることを目標として練習しましょう。

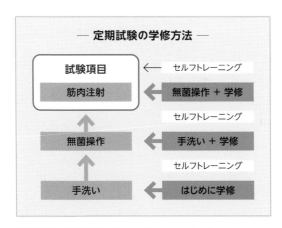

図8 技術試験のためのセルフトレーニング

成績評価はどのように行われるの？

　それぞれの科目の成績評価方法はシラバス (p.29) に書かれています。また，講義や演習などの初回の授業で説明があることが多いので，確認しましょう。定期試験の受験資格や成績の表記の仕方については，学則に記載されています。こちらも確認しましょう。

　大学の評価を例に挙げると，多くは「秀：S」「優：A」「良：B」「可：C」「不可：D」で表記され，「可：C」以上が合格となります。また，再試験で合格した場合は，多くの場合「可：C」となります。このため，定期試験での合格をめざしましょう。「不可：D」の場合は科目の単位が認定されません。つまり，必修科目が不可となった場合は，再度同じ科目を履修することになります。

✎ 学則・シラバスを調べて，成績の評価を確認しましょう。

秀：Sまたは（　　　）	～	点
優：Aまたは（　　　）	～	点
良：Bまたは（　　　）	～	点
可：Cまたは（　　　）	～	点
不可：Dまたは（　　　）	～	点

　前記の成績評価以外に，GPA（Grade Point Average）という成績評価方法（成績評価値）があります。これは欧米で多く用いられている評価方法で，5段階の評価を数値に置き換え，その平均値で示すものです。数値で表記され，国際的評価ができるために留学や大学院の進学の際などに参考にされており，日本においても導入が進められています。

　履修した科目の平均点で評価することから，短期間で急激にポイントを上げることは困難であり，入学時（初年次）に履修する科目から，常に一定の評価をめざす必要があります。GPA を導入している場合は，履修要項に計算式が紹介されています。

☕ BREAK

理解度の確認に役立つ「関連図」

　みなさんの学修進度が進むと，患者さんの把握のために「関連図」の作成を行うと思います。関連図には，患者さんの病態を理解するための「病態関連図」と，患者さんへ適切なケアを考える道しるべとして活用する「全体関連図」があります。

　ときおり，学生から「関連図を作成することが難しい」「何を書いてよいかわからない」などの声が聞かれます。このような悩みを抱いたら，それはまたとないチャンスです。関連図の作成は，その言葉どおり，関連する言葉（知識）や検査結果などを線で結ぶことで事象を系統的に把握するために行います。つまり，「線を結ぶことができない」「必要な言葉（知識）を書くことができない」ときは，その関連する知識が不足していることを意味しているのです。

　例えば，脳出血に関して「症状がわからない」場合には，まずは既修した学修内容（脳の構造，脳出血の病態生理学など）を複数書き写したり，テキストなどで確認したりすると解決できます。

　複数の科目の知識を結び付け，看護に必要な思考を手助けするために，関連図（p.86）を活用すると効果的です。

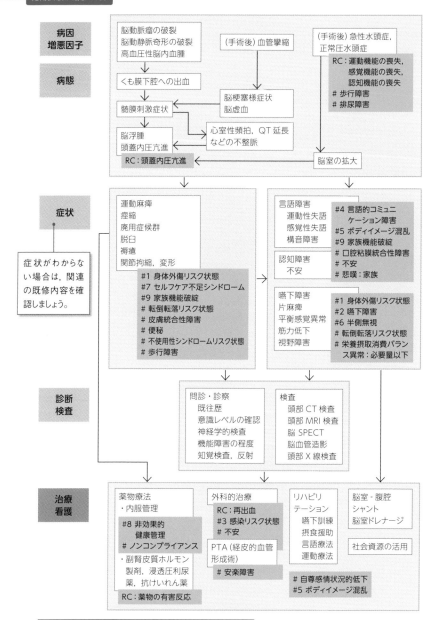

脳出血・くも膜下出血患者の病態関連図と看護問題

図 病態関連図の活用の例

〔栗原弥生.(2020). 脳出血・くも膜下出血患者の病態関連図と看護問題. 井上智子, 窪田哲朗（編）, 病期・病態・重症度からみた疾患別看護過程＋病態関連図（第4版, p.1063）. 医学書院. より引用〕

第6章

第 **6** 章

臨地実習で
慌てないために

①

看護ならでは！ の臨地実習

②

実習で慌てないための準備

看護ならでは！ の臨地実習

　臨地実習は，看護職を志す学生にとって重要な学びの場であり，避けることはできない科目です。看護学は「ひと」を対象とした，実践の学問であるからです。

　臨地実習では特に，実際に治療などを受けている患者さんが学びの対象であることを自覚します。同時に，病院などの実習の場は普段学んでいる環境とは異なっており，目の前の状況に応じて学生が個々に判断することも求められるため，ストレスやプレッシャーを感じるときも多くあるでしょう。しかし，それを乗り越えた先には，患者さんとの良好な関係の構築があり，学びの深まりとともに，「ひと」に援助することへの喜びも得ることができます。

　臨地実習の内容は，基礎看護学に始まり，まとめとしての統合実習まで，多様な領域にわたります（表7）。領域によって，対象者や実習の場所，場面も多様です。また，学内での座学や演習と異なり，臨地実習場所で学修を進め，実習期間内に到達目標に達することを求められます。実習期間中は時間管理（タイムマネジメント）や学修が大変だといわれるのはそのためです。何よりも，長期間にわたる臨地実習を乗り切るための体調管理が必要です。

　実習中は慣れない環境や経験により，体調を崩すことがしばしばあります。学ぶ学生自身の体調がよくないと対象となる患者さんにも影響を与えるため，場合によっては実習を続けることができません。普段の生活以上に，食事や睡眠も十分にとり，体調管理を心がけることが重要です。アルバイトや遊びな

表7 養成機関で履修する臨地実習（2021年度まで）

	教育内容	単位数
専門分野I	基礎看護学	3単位
専門分野II	成人看護学	6単位
	老年看護学	4単位
	小児看護学	2単位
	母性看護学	2単位
	精神看護学	2単位
統合分野	在宅看護論	2単位
	看護の統合と実践	2単位

（2022年度から）

	教育内容	単位数
専門分野	基礎看護学	3単位
	地域・在宅看護論	2単位
	成人看護学	4単位
	老年看護学	
	小児看護学	2単位
	母性看護学	2単位
	精神看護学	2単位
	看護の統合と実践	2単位

・専門分野の臨地実習は総単位数23単位で，上記17単位のほか6単位の実習単位は各学校・養成所で教育内容を設定できます。

・養成機関により，各実習の名称は変更される場合があります。
〔保健師助産師看護師学校養成所指定規則をもとに作成〕

どによる夜ふかしなども避けましょう。また，実習に関する学修で睡眠不足になる学生がいます。日頃からの学修や実習の事前学修で備えておくようにしましょう。必要な事前学修の内容は，担当教員に積極的にたずねたり，事前オリエンテーションで確認することが大切です。

実習で慌てないための準備

臨地実習で行うこと

　どの領域の臨地実習においても，対象である患者さんの身体的な状態だけでなく，精神的な状態も含めて最善の援助方法を考え，実践する必要があります。実習で行う内容には，共通する基本的な援助（コミュニケーション，感染予防，環境の整備），日常生活援助（食事の援助，清潔の援助，排泄の援助，活動・休息の援助など），診療の援助（与薬の援助，検査に関する援助，吸引の援助など）があります。援助内容によっては患者さんへの安全性を保つために，有資格者が実施し，学生は見学となるものもあります。実践する援助，見学する援助いずれの場合にも，対象者の観察を忘れてはいけません。

　また，臨地実習の前には，必要な援助についてのセルフトレーニングを十分に行い，学生として適切な援助ができるように準備を整えましょう。

事前に確認しておきたい，感染予防のアレコレ

　臨地実習では，時として学生が感染症に罹患する可能性があり，さらにそれによって患者さんや医療スタッフへ感染を広げてしまう危険性があります。手洗いなどの感染予防を十分に行うと同時に，代表的な感染性疾患について，自分が抗体*を持っているのか，あらかじめ確認することも大切です。

　日本環境感染学会『医療関係者のためのワクチンガイドライン（第3版）』（2020）には，免疫を獲得したうえで実習を開始することを原則とすると記載されています。まずは，感染性疾患の罹患の有無，予防接種の有無を確かめましょう（表8）。予防接種をしたかどうかが不明な学生は，保護者に確認しましょう。たとえ過去に予防接種を受けていて抗体があっても，現在の抗体値が基準値より少ない場合は，十分に免疫がある状態ではありません。抗体がない場合も含め，実習が始まる前に予防接種を受ける必要があります。

　抗体を獲得するには一定期間が必要であり，複数回の注射を要するものもあります。その期間を考慮し，計画的に受診しておきましょう。

　また，新型コロナウイルス感染症（COVID-19）の流行に伴い，実習先から実習開始前からの体温測定や行動履歴の記録，ワクチン接種を求められる場合があります。このため，実習開始前からの行動にも注意する必要があります。実習期間中も発熱などの症状があった時は，担当教員に連絡して指示に従いましょう。くれぐれも「大丈夫！」などと自己判断をして実習に出席してはいけません。各感染症の出席停止期間の基準は学校保健安全法施行規則第19条に記載されています。

WORD

抗体　ヨミ［コウタイ］

ウイルスや細菌などの病原体（抗原）が体内に侵入した時につくられます。一定量の抗体があることで，対応する抗原に対して防衛機能を発揮します。

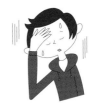

表8 臨地実習前に抗体を獲得したほうがよいもの

予防接種		予防接種の見解	方法
予防接種の必要性を認めるもの	B型肝炎	医療従事者の感染として重要で，3回の接種で，約95%は抗体を獲得。また，年齢は若いほど免疫応答がよい。	1か月間隔で2回，その後2か月で1回皮下注射
	麻疹	伝染力が強く，成人の罹患は重症化しやすい。予防接種後の抗体獲得率は95%以上である。	1回皮下注射
	風疹	成人の罹患は重症化しやすい。予防接種後の抗体獲得率は95%以上である。予防接種後の抗体獲得率は高く効果は持続する。	1回皮下注射
要判断	BCG	WHOでは成人の予防効果はない，としているが，粟粒結核などの重症結核の予防効果はあるともいわれている。	1回経皮
	インフルエンザ	高齢者の死亡が問題になるが，感染予防効果は個人差がみられる。主な目的は重症化予防である。	1回皮下注射
	流行性耳下腺炎	成人の罹患は重症化しやすい。一方で，抗体獲得率は麻疹や風疹に比べて低い。	1回皮下注射
感染の機会後でよい	水痘		感染の機会があったあと，72時間以内に1回皮下注射

〔池西静江, 日本看護学校協議会共済会.（2014）. 看護学校における学生の健康管理と臨地実習での感染症対策について. from 共済会, 15, 3. より一部抜粋〕

＊麻疹, 風疹, 流行性耳下腺炎, 水痘の既罹患者については, 抗体値の検査を行うこととされています。

＊新型コロナウイルス感染症（COVID-19）は, 2021年2月13日より, 感染症法に定められた「新型インフルエンザ等感染症」に追加されました。新型コロナワクチンの接種は, ワクチンの種類により, 回数や接種の間隔が異なります。

基本となるのはコミュニケーション

　臨地実習において，みなさんの学修のために協力してくださる対象者は，本来，自分自身の疾患の治療などのために入院されている方であることを忘れてはいけません。学内，実習施設で学ぶ知識や技術は，その後の臨地実習，さらには卒後臨床で接する患者さんへの援助の礎となることを忘れずに，確実な修得をめざしましょう。

　また，臨地実習では対象者との確実なコミュニケーションがとても大切です。日頃の友達同士とのコミュニケーションとは異なる，看護職（医療者）としての適切なコミュニケーションの基本を学内で学び，臨地実習で実践しましょう。

　加えて，臨地実習では，指導教員とともにみなさんを指導する臨床指導者がいます。臨床指導者や担当看護師との関係構築も大切です。医療者間のコミュニケーションの基本は「**報告・連絡・相談（ホウ・レン・ソウ）**」です。この点も，学内の演習などの機会に，十分にトレーニングしておきましょう。

📝 MEMO

臨地実習で注意すること

1 患者さんの急変や転倒など：患者さんの状態は，刻々と変化します。先ほどの訪室では変化が見られなくても，次の訪室時には急変している場合があります。この場合は，まず「そこから『離れない』」「人を呼ぶ」ことが大切です。続いて呼吸，脈拍，血圧や意識を測定します。看護師・医師が到着し，必要であれば発見時の状態と測定値を伝えます。また，急に転倒した場合も，まず「人を呼ぶ」ことが大切です。無理に起こすことのないよう患者さんからの訴えや状態を把握します。清拭の援助中でも仰臥位（仰向け）から側臥位（横向き）へ動かすだけで，循環や呼吸に影響を与えることもあります。常に患者さんの観察を行いましょう。

2 ハラスメントや暴力・暴言：臨地実習では，時として患者さんから叩かれたり，咬みつかれたり，髪を引っぱられるなどの暴力を受けたり，「ばかやろう!」などの暴言を吐かれたりすることがあります。また，胸やお尻を触られることもあります。このような場合は，次のように対応しましょう。

① 相手に対してきっぱりと断る

② その場から離れる

③ 臨床指導者（他の看護師でもよい）や指導教員へ報告する

　残念なことに，病院や施設関係者からもハラスメントを受けることがあります。この場合も①～③を実践しましょう。自分 1 人で悩まないことが大切です。

3 受け持ち患者さんの「死」に遭遇する：臨地実習で受け持っていた患者さんが亡くなる場面に遭遇する時もあります。悲しい感情を持つと思いますが，まずは看護学生として臨床指導者とともに最期のケアを行いましょう。体を清め，化粧などをするこの最期のケアを「エンゼルケア」といいます。亡くなった患者さんの尊厳や家族の心情も考え，適切なケアを行うことが大切です。ただし，悲しい感情が収まらない場合は，その場を離れることも必要な場合があります。

　また，初めての体験の場合，その後もその感情が持続してしまうことがあります。そのような場合は，指導教員へ相談しましょう。教員やエンゼルケアを行っている看護師も，看護学生時代に同様なことを経験している場合があります。

終章

充実した学生生活を
送るために

①
目標を立ててみよう

②
卒業後をイメージしてみよう

③
看護職と研究

目標を立ててみよう

これまで6章にわたって，看護職をめざす学生として修得しておきたい知識や技術について述べてきました。これから始まる学生生活のイメージはわいてきたでしょうか。

みなさんは，「看護職になりたい！」という明確な心ざしと，理想とする看護職像を抱いて入学されたことと思います。そのめざしている看護職像に近づくためにはどのような課題があるかについても学生の間に考えていきましょう。

めざす理想像（達成目標）と，そこに近づくための課題がはっきりとしたら，次は，課題を達成するために，学生の間に修得するべき能力，実施するべき行動は何かを考えます（行動目標）。

行動目標の実施は一定期間を区切って，評価（振り返り）と修正を行っていくことが，目標を達成するためのコツだといえます。

⮕ステップ1

到達したい最終的な目標を決めます。すぐに最終目標に到達できるわけではありませんから，その途中の段階の小さな目標には何がよいかも考えてみます。このとき，学校で掲げているポリシー（カリキュラム・ポリシーやディプロマ・ポリシーなど）も役立てるとよいでしょう。看護師国家試験も，目標の1つに含まれるかもしれません。

⊃**ステップ2**

　目の前の半年間，目標達成のために何をすればよいのかを考えます。いつまでに何をすれば目標に近づくでしょうか。できるだけ具体的な内容に落とし込むことがポイントです。

⊃**ステップ3**

　半年ごとに評価する（振り返る）機会を設けます。具体的な目標は達成できたでしょうか。できなかったとしたら，なぜだったかを振り返り，目標を修正します。到達可能な目標だったのか，達成するための計画に無理はなかったか，原因と対策について詳細に考える必要があります。

✏ 学生生活の目標を立ててみましょう

学年次	学期	目標
1年次	1セメスター（前期）	
	2セメスター（後期）	
2年次	3セメスター（前期）	
	4セメスター（後期）	
3年次	5セメスター（前期）	
	6セメスター（後期）	
4年次	7セメスター（前期）	
	8セメスター（後期）	
最終目標		

98, 99 ページは医学書院の Web サイトからダウンロードできます。 詳しくは viii ページをご覧ください。

目標を達成するための計画，分析・評価，見直しを行ってみましょう

計画	分析・評価	見直し	備 考

今後のキャリアアップ (卒業時)

📝 MEMO

教育機関が掲げる「ポリシー」

　教育機関の個性化・特長化を推進していくうえで，それぞれの学校が独自の教育理念，育成目標などを掲げています。それらは「ディプロマ・ポリシー」「カリキュラム・ポリシー」「アドミッション・ポリシー」といった名称で，入学案内やホームページなどに記載されています。

- **ディプロマ・ポリシー（DP）**：学校全体や学部・学科などの人材養成の目的，学生に身につけさせるべき学修成果を示しています。到達目標，ベンチマークともいわれます。

- **カリキュラム・ポリシー（CP）**：学修成果を保つための体系性・順次性をもって，教育課程，履修指導が構築されているか，などを表したものです。例えば，「読む」「書く」「聞く」「話す」などのアカデミック・スキル，コミュニケーション能力の育成や英語教育，キャリア教育が明確に示されているかなどです。

- **アドミッション・ポリシー（AP）**：入学者を受け入れる方針について示すものです。自校の創立理念，教育理念などに基づき，どんな学生像を求めるかを表します。

✐ 自分の学校のポリシーについて，調べてみましょう。

・ディプロマ・ポリシー

・カリキュラム・ポリシー

・アドミッション・ポリシー

101 ページは医学書院の Web サイトからダウンロードできます。詳しくは viii ページをご覧ください。

卒業後をイメージしてみよう

　卒業後の進路には，大きく，「就職」と「進学」の2つがあります。いずれの進路を選ぶ場合にも，大切なことは，自分は今後，どのようなことを行いたいかを考えることです。第1章でも紹介したように，専門職には，常に専門性を追求する義務があります。

　保健師助産師看護師法の第1章「総則」第1条では，看護職の「資質を向上し，もって医療及び公衆衛生の普及向上を図る」とされています。つまり，専門職である看護職は，時代とともに変化する新たな知識，技術を正しく修得し，実践につなげる義務があるのです。また，同法第28条の2に，各看護職は「免許を受けた後も，臨床研修その他の研修を受け，その資質の向上を図るように努めなければならない」とあることからも，看護職は，常に学び続ける職務であるといえるでしょう。日々めざましく発展していく医療技術，知見を確実に修得し，対象である患者さんへと還元すること，すなわち，よいケアを実践することが看護の専門職となるみなさんに課せられているのです。

就職

　看護師国家試験（保健師国家試験，助産師国家試験）に合格し免許を受けた後，多くがその資格を用いて働くことになります。主な就職先には，病院，診療所，保健所，企業の保健室，

訪問看護ステーション，助産院などがあります。

就職先を考えるうえで，次のような視点があります。

1. 自分がめざす専門職を考える

2. 就職先の特徴（専門性・規模など）を把握する

3. 新人教育の内容を把握する

4. 自分が必要とする条件（　　　　　　　　　　）が可能か考える

卒後教育として，施設で働きながら継続教育を受ける制度が確立していること，常に新しい情報を入手できる状況が整っている施設かどうか，といった点についても確認するとよいでしょう。具体的には，施設内研修の有無，施設外研修への参加や学会活動への参加ができる体制が整っているかを確認します。

自分1人で就職先を探すのではなく，教員や先輩，学内の就職担当者に相談して，アドバイスをもらうことも大切です。各施設ではインターンシップや説明会など，入職希望者向けにさまざまな催しを開催していることが多くありますので，機会をみつけて参加することも具体的な情報を得る手段となります。

🖊 **自分に必要な条件などを書き込んでみましょう。**

進学

　臨床での高度で専門的な知識，および技術・技能を身につけるために，あるいは看護学という学問をより深めていくために，大学院への進学という道もあります。前者には，専門看護師のようなスペシャリストをめざすことも含まれます。

　大学院進学には，大学，あるいは看護専門学校の卒業資格を有していることが必要です。

自分自身のキャリアを考える

　キャリアとは，職業の経験や蓄積による業務に対する知識や技能，仕事の範囲を広げる，といった意味があります。みなさんがめざす看護職におけるキャリアについて考えることも大切です。年数を重ねるだけでは，適切な知識・技能を取得することは困難であり，自らの仕事の範囲を広げていくことも期待できません。看護職としてキャリアを積むためには，学生時代から将来の展望を考える必要があります。また，キャリアを考えるときには，自分の生活についてもあわせて考えていく必要があります。

　仕事と生活双方の調和をワーク・ライフ・バランスと呼びます。日々の学修に加えて，キャリアとワーク・ライフ・バランスを考えていきましょう。

> ① 学生の場合は，学修することと，部活動，サークル活動やアルバイトなどとのバランスを保ち，先に述べたような目標を達成していくことが，ワーク・ライフ・バランスといえるでしょう。

3

看護職と研究

　専門職には，日頃から関連領域の追究を行うことが求められます。看護職もまた，看護学の発展のために研究を行う必要があります。そのため，就職して数年後（多くは3年目）に継続教育の一環として研究を行うことが課せられます。

　しかし，急に研究に取り組もうとしても「何を？」「どうして？」などが頭の中で交錯する場合も少なくありません。みなさんは，基礎教育課程の中で「看護研究」「卒業研究」などを学ぶと思います。まずは，研究する「課題」を持つことが大切です。そのためにも，日頃の講義，演習，実習をとおして疑問に感じたことは，すぐに論文などの文献で調べることを習慣づけましょう。調べてみても報告がない場合は，その疑問が研究の「課題」となります。患者さんへの介入に関する課題など，なかには基礎教育課程で研究することは難しい場合もあります。それらの課題は，卒後，臨床の場で追究していきましょう。研究方法を詳細に解説する書籍がたくさんありますので，それらを参照し，教員や先輩看護師の指導を受けながら，研究に取り組んでいきましょう。

📓MEMO

看護研究における倫理の大切さ

　看護学の研究では，対象が「ひと」であることがほとんどです。そのため，対象への十分な倫理的配慮が必要となります。調査用紙を用いた研究（アンケート）でも，回答するのは対象となった人です。各指針に従って確実に倫理的配慮を行いましょう。特に必要な項目を下記に紹介します。

- **危害や損傷の防止**：当然のことですが，対象への安全を確保する必要があります。また，質問紙の回答時間も対象を拘束することになるため，回答にどの程度の時間がかかるかを確認しておくことが大切です。もし，危害や損傷が生じてしまった場合の保障も考える必要があります。

- **説明・熟知・同意**：研究内容については，対象が十分に理解できるように提示します。また，協力の可否や研究途中で断ることの自由を保証することが大切です。対象が小児や自身で判断できない状況にある人については，代理の方に説明する必要があります。

- **プライバシーの保護**：研究実施時のプライバシーの保護はもちろん，入手したデータの保管などについても注意しましょう。鍵のかかる場所で保管するなどの対応が必要です。どのように取り扱うか，対象への説明も必ず行います。データは，原則5年間は保存することと，終了後の破棄方法も提示する必要があります。なお，周りの目にふれるボックスでの回収を行う場合は，研究に協力しない人にも無回答の質問紙を封筒に入れ投函してもらうと，対象の特定を防ぐことができます。

文献

・阿部紘久．（2015）．文章力の基本の基本―分かりやすく書くための 33 の大切なヒント（p.14）．日本実業出版社．

・American Psychological Association. (2020). *Publication manual of the American Psychological Association* (7th ed.).

・藤井徹也，山口直己，栗田愛，佐藤美紀，西尾亜理砂，長谷川小眞子，箕浦哲嗣，酒井一由，中山和弘，篠崎惠美子．（2020）．A県の訪問看護師が希望するフィジカルアセスメント研修会の実施方法に関する調査．豊橋創造大学紀要，24，39-50．

・林千冬，益加代子．（2016）．系統看護学講座専門分野Ⅰ 基礎看護学[1] 看護学概論（第16 版），第 4 章 看護の提供者（pp.152-153）．医学書院．

・訪問看護推進連携会議．（2015）．訪問看護アクションプラン 2025．全国訪問看護事業協会．

・池西静江，日本看護学校協議会共済会．（2014）．看護学校における学生の健康管理と臨地実習での感染症対策について．from 共済会，15，3．

・関東学院大学経済経営研究所 FD 研究プロジェクト．（2012）．大学生の教科書―初年次からのスタディ・スキル（p.141）．関東学院大学出版会．

・栗原弥生．（2020）．脳出血・くも膜下出血患者の病態関連図と看護問題．井上智子，窪田哲朗（編），病期・病態・重症度からみた疾患別看護過程＋病態関連図（第 4 版，p.1063）．医学書院．

・松本浩司，人見泰弘．（2016）．学生の実態をふまえたノートテイキングの指導方法と授業改善に対する提案―本学文系学部学生へのインタビュー調査に基づいて．名古屋学院大学ディスカッションペーパー，113，1-67．

・文部科学省．（n.d.）．薬物のない学生生活のために―薬物の危険は意外なほど身近に迫っています．https://www.mext.go.jp/content/20210319-mxt_kenshoku-100000612_1.pdf

・文部科学省．（2010）．大学図書館の整備について（審議のまとめ）―変革する大学にあって求められる大学図書館像 用語解説．http://www.mext.go.jp/b_menu/shingi/gijyutu/gijyutu4/toushin/attach/1301655.htm

・中山和弘．（2012）．系統看護学講座別巻 看護情報学，第 1 章 情報の定義と特徴（p.17）．医学書院．

・日本看護協会．（n.d.）．資格認定制度とは．https://nintei.nurse.or.jp/nursing/qualification/about_institution

・日本環境感染学会 ワクチン委員会．（2020）．医療関係者のためのワクチンガイドライン 第 3 版．日本環境感染学会誌，35（Suppl. Ⅱ）．http://www.kankyokansen.org/uploads/uploads/files/jsipc/vaccine-guideline_03(3).pdf

・奥田百子．（2012）．なるほど図解著作権法のしくみ（第 2 版）．中央経済社．

・篠崎惠美子，藤井徹也．（2015）．看護コミュニケーション―基礎から学ぶスキルとトレーニング（pp.1-9）．医学書院．

・高田眞一．（2009）．褥婦．伊藤正男，井村裕夫，高久文麿（総編），医学書院 医学大辞典（p.1202）．医学書院．

・田中美穂，蜂ヶ崎令子．（2015）．看護学生のための実習の前に読む本（p.30）．医学書院．

・手島恵（監）．（2016）．看護者の基本的責務（2016 年版，p.18）．日本看護協会出版会．

・吉田健正．（2004）．大学生と大学院生のためのレポート・論文の書き方（第 2 版）．ナカニシヤ出版．

索引